Vorwort

Was haben Multiple Sklerose, entzündliche Darmerkrankungen, Allergien und Krebs gemeinsam?

Die Pharmaindustrie verschweigt uns nicht nur die auslösenden Faktoren, sie verhindert auch mutwillig unsere Genesung von diesen Krankheiten mittels unserer angeborenen Selbstheilungskräfte.

In meiner 3., stark erweiterten & aktualisierten Auflage wird die schulmedizinische Diagnose MultipleSklerose verständlicherklärt und deren Diagnostik und Therapie kritisch hinterfragt.

Sie erfahren die Wahrheit über die Ursachen der MS, sowie die Ursachen und Folgen des Leaky Gut Syndroms (löchriger Darm).

Außerdem werden sie über die Folgen von Impfungen und dem Schwindel um das Thema AIDS aufgeklärt!

<u>Widmung</u>

*Meiner geliebten Birgit, MS Patientin,
bis 6 Wochen vor ihrem Tod unter
Tysabri Therapie.*

*Gestorben an Darmkrebs im Endstadium,
welcher von der Schulmedizin
nicht erkannt worden war!*

„Sei du selbst die Veränderung,
die du dir wünschst für diese Welt."
Mahatma Gandhi

• • •

Ich bin kein Arzt. Ich habe nicht studiert, doch habe ich gelernt: Gelernt meinen Verstand einzusetzen, genauso wie mein Herz.

Inhaltsverzeichnis

A - Definition der MS

oder: Medizinisches Kauderwelsch

„Multiple Sklerose, auch Encephalomyelitis Disseminata (ED) genannt, ist eine chronisch- entzündliche Erkrankung, bei der die Markscheiden im zentralen Nervensystem angegriffen sind.

Bei der MS entstehen in der weißen Substanz von Gehirn und Rückenmark verstreut multiple entzündliche Entmarkungsherde, die vermutlich durch den Angriff körpereigener Abwehrzellen auf die Myelinscheiden der Nervenzellfortsätze verursacht werden.

Da die Entmarkungsherde im gesamten ZNS auftreten können, kann die Multiple Sklerose fast jedes neurologische Symptom verursachen. Der Schweregrad der Behinderung des Patienten wird anhand einer Skala (EDSS) angegeben.

Die Ursache ist trotz großer Forschungsanstrengungen noch nicht geklärt." (1)

Weltweit sind schätzungsweise 2,5 Millionen Menschen an MS erkrankt. Am häufigsten tritt die MS zwischen dem 20. und 40. Lebensjahr erstmals auf. Frauen sind etwa doppelt so häufig betroffen als Männer. (2)

Die globale Verteilung zeigt die häufigsten Erkrankungen in Nordamerika (>) und Europa (2), auch Kanada (>), Europa (>), USA (>) und Russland (1) sind genannt, ebenso Europa (>), USA (>) und Australien (3).

B - Interpretation der Definition

oder: Klartext

Multiple = vielfache
Sklerose = Gewebeverhärtung durch Vermehrung von Bindegewebe
Der Begriff Sklerose stammt aus dem Altgriechischen (skleros) und bedeutet „hart". Die betroffenen Organe oder Gewebe (Teile eines Organes) werden hart und verlieren an Elastizität.

Diese Gewebsschädigung entsteht meist durch Entzündungen, seltener durch Durchblutungsstörungen. (1,3)

Encephalitis, auch Encephalomyelitis Disseminata =
Bezeichnet die Entzündung von Nervengewebe im Gehirn und Rückenmark.
Encephalon stammt aus dem Griechischen und steht für Gehirn.
Disseminata stammt aus dem Lateinischen und bedeutet verbreitet (1)

Welchen Grund kann es haben, dass eine Diagnose abgewandelt wird? War der frühere Begriff Encephalomyelitis Disseminata, welcher von der Multiplen Sklerose seit den 90er Jahren (also in der Blütezeit dieser Krankheit) abgelöst wurde und seither in keinem neuen Diagnoseverzeichnis Verwendung findet, vielleicht zu offensichtlich?

Markscheiden, auch Myelinscheiden genannt, bezeichnen die äußere Schicht der Nervenfasern und fungieren als Isolierschicht.
Myelin ist eine Fett- Eiweißschicht, welche sich spiralförmig um den Fortsatz einer Nervenzelle legt.
Damit geht elektrische Energie nicht verloren, während sie sich durch diese Nervenfaser bewegt. (1)

Die elektrische Energie wird sozusagen von einem isolierenden Kabel in seiner ausbreitenden Bahn geschützt. Myelin stammt aus dem Griechischen und bedeutet: Mark. Eine Myelitis ist eine Entzündung dieses Marks.

Mit Nervenzellfortsatz (auch Nervenfaser genannt) bezeichnet man den Fortsatz der Nervenzelle, bestehend aus Axon und Myelinschicht. (1)

Die Nervenzelle ist sozusagen der Impulsgeber, der „Dirigent", die Nervenfaser (oder Nervenzellfortsatz) ist das ausführende „Orchester", welches Nachbarzellen und schließlich die Muskelzellen mit seiner „Musik" anzuregen vermag.

Durch die Isolierung der Nervenfaser mittels der Myelinschicht soll eine rasche Informationsweitergabe (in Millisekunden) gesichert werden.

Zentralnervensystem (auch ZNS) = Gehirn und Rückenmark. Unterscheidet sich vom übrigen Nervensystem, welches im gesamten Körper anzutreffen ist. Es besteht aus grauer und weißer Substanz. (1,2)

Graue Substanz besteht zum größten Teil aus Nervenzellen (Nervenzellkörpern) und befindet sich im Gehirn außen liegend (peripher) und wird als Hirnrinde bezeichnet. Im Großhirn besteht die graue Substanz aus einer Schicht, welche zwischen zwei bis fünf Millimeter dick ist. (1,2)

Im Rückenmark liegt die graue Substanz dagegen zentral, also mittig und ist komplett von weißer Substanz umgeben. (1,2)

Weiße Substanz besteht vorwiegend aus Nervenfasern (Nervenzellfortsätze, welche vom Myelin umgeben sind, werden auch Axon genannt) und befinden sich im Rückenmark peripher (außen liegend), völlig eingebettet in ihr die graue Substanz. Im Großhirn und Kleinhirn liegt die weiße Substanz hingegen zentral, umgeben von den Nervenzellen. (1,2)

Entmarkungsherde = Ansammlung von Entzündungen mit anschließender Ansammlung von zerstörten Markscheiden.

Die Entmarkungen sind im Gehirn demnach zentral, im Rückenmark peripher zu finden.

Unter einem Krankheitsherd versteht man eine lokale, örtlich begrenzte Veränderung im Organ. Je nach Lokalisation (örtlichem Auftreten) treten unterschiedliche Symptome (Krankheitszeichen) bei den betroffenen auf. (1,2)

„Ursache ungeklärt"

Für die Wissenschaftler steht angeblich lediglich fest, dass die MS eine Autoimmunkrankheit ist, dass ein Teil des Immunsystems falsch programmiert sei und sich gegen den eigenen Körper richte (in unserem Fall das Myelin zerstört). (2)

Es ist absurd, dass sich der eigene Körper angeblich irrtümlich gegen körpereigenes Gewebe auflehnt. Der Grundgedanke einer jeden Zelle und eines jeden Organismus ist die Heilung, nicht die Selbstvernichtung!

Dass die „Ursache (dieser Falschprogrammierung) trotz großer Forschungsanstrengungen noch nicht geklärt" ist, halte ich für eine dreiste Lüge.

C - Symptome der MS

oder: Sie sind müde und unkonzentriert?

Multiple Sklerose ist eine Krankheit mit vielen Gesichtern. Die Krankheitszeichen sind von der Lage und vom Ausmaß der Schädigungen in Gehirn und Rückenmark abhängig. Manche MS- Betroffene haben trotz gestörter Nervenleitungen über lange Zeit keinerlei Symptome, weil das Gehirn den Ausfall bis zu einem gewissen Grad kompensieren kann. Die meisten Betroffenen zeigen daher nicht alle typischen MS-Symptome. (2)

Zu Beginn werden oft Sehstörungen, Kribbeln und / oder Taubheitsgefühle in Armen und / oder Beinen genannt. Außerdem Konzentrationsstörungen und Müdigkeit (in Fachkreisen als Fatique bezeichnet). Weitere typische MS Symptome sind Gang- und Gleichgewichtsstörungen, Blasen und Darmstörungen (unkontrollierter Harnabgang, überaktive Blase, Stuhl Verstopfung), Muskelschwäche und Krämpfe (Spastik) sowie allgemeine Schmerzen. (1)

Häufigste MS-Symptome:
Fatigue (Müdigkeit): Verlust von körperlicher oder geistiger Energie, abnorme Müdigkeit;
Sehstörungen: Verschwommen- oder Nebelsehen als Ausdruck einer Sehnerv-Entzündung;
Spastik / Muskelschwäche: Verkrampfung der Muskulatur, erhöhte Muskelsteifigkeit, Steifigkeit und Spannungsgefühl in den Beinen, zunehmende Muskelschwäche;
Koordinationsstörungen: Gangunsicherheit, Zittern;
Empfindungsstörungen & Missempfindungen: Kribbeln oder Taubheitsgefühl (oft in Armen oder Beinen);
Anfallsartige Symptome: kurz auftretende, aber wiederkehrende Schmerzen in

bestimmten Körperregionen, Gefühls-, Sprech- und Bewegungsstörungen, Juckreiz;

Blasen- und Darmstörungen: Unkontrollierter Harndrang und Harnabgang, Inkontinenz, Verstopfung;

Störungen der Sexualfunktion: Erektile Dysfunktion, vermindertes sexuelles Verlangen, Schmerzen während des Geschlechtsaktes;

Depressionen: Psychische Veränderungen als direkte Folge der MS-Aktivität im Gehirn oder als Folge eines anderen MS-Symptoms;

Schmerzen: durch Harnwegsentzündungen, Dekubitus, Bewegungsmangel, erhöhte Muskelspannung, Trigeminusneuralgie;

Kognitive Einschränkungen: Störungen der geistigen Leistungs- fähigkeit. (2)

„Damit die medikamentöse Therapie den Krankheitsverlauf günstig beeinflussen kann, ist es wichtig, die Krankheit möglichst schon bei den ersten Symptomen zu Erkennen." (2)

Zur Diagnose „Sicherung" einer MS dienten 1983 noch die Kriterien nach Poser. Diese wurden 2001 durch die McDonald-Kriterien abgelöst, die neben der Klinischen Befunde vor allem die Bildgebende Diagnostik mittels MRT einbezog.

2005 und 2010 wurden diese Kriterien überarbeitet. Man spricht seitdem von den „revidierten McDonald Kriterien". Diese zeichnen sich insgesamt durch eine erleichterte Diagnosestellung aus. Waren es bisher grob ausgedrückt 2 Schübe und 2 Läsionen, welche zur Diagnosefindung der MS vorliegen mussten, so reichen seit 2010   1 Schub und 1 Läsion aus.

Die Diagnose einer MS dürfe (nur) <u>nicht</u> gestellt werden, „wenn die erhobenen pathologischen Befunde von einer anderen Erkrankung besser erklärt werden können". (3)

Ein Schelm, wer Böses dabei denkt...
Soweit das schulmedizinische Dogma der Krankheitszeichen.

Es geht darum, so viele neurologische Symptome wie möglich zu sammeln um diese in einen Zauberhut zu werfen. Dreimal kräftig durchgeschüttelt – fertig ist die Diagnose MS.

Woher die Symptome tatsächlich kommen, das scheint keinen einzigen Arzt zu interessieren. Zumindest ist das meine Erfahrung aus 18 Jahren Klinik und Praxis.

Warum sind denn vor allem Symptome, wie Fatique, Sehstörungen und Konzentrationsstörungen in den letzten Jahren so weit vorangeschritten? Warum trifft es immer jüngere Menschen?

Sie werden es auf den nächsten Seiten erfahren. Doch eins vorweg:
Es wird kein süßes weißes Kaninchen aus dem Hut gezaubert. Hier sind ganz heimtückische „Zauberlehrlinge" am Werk!

Die Folgen der Ursachen werden als Symptome einer Krankheit verschleiert und zu einer eigenständigen Krankheit ernannt, welche es gar nicht gibt. Das ist für mich eine arglistige Täuschung!

D - Entzündungen

oder: Die Verschleierungs-Taktik

Die deutschsprachige Übersetzung der Multiplen Sklerose können wir unter „mehrfache Verhärtung" verallgemeinern.

Der alte Begriff der Encephalitis oder Encephalomyelitis Disseminata wurde in den letzten Jahren mehr und mehr ins Abseits gedrängt. Als vor über 20 Jahren die Multiple Sklerose bekannt wurde, erhielt der Patient auf der Krankenakte das Diagnosekürzel „E.D." Wenn ich mir heute Krankenakten anschaue finde ich diese Abkürzung überhaupt nicht mehr.

Diese Verdrängung des Begriffes (siehe „Definition") war für mich der Beginn der Verschleierung!

Eine Gehirnentzündung klingt doch um vieles schlimmer als Verhärtung. Unter Multipler Sklerose kann sich der Laie vielleicht nichts vorstellen, unter Encephalitis, welche ebenfalls in den 90er Jahren durch BSE traurige Berühmtheit erlangte wohl schon eher.

Eine Entzündung ist die Reaktion des gesunden Gewebes auf einen äußerlich oder innerlich ausgelösten Reiz. Mit Hilfe der Entzündung soll der Schädigungsreiz im Körper beseitigt werden, seine Ausbreitung soll unterbunden und ggf. eingetretene Schäden repariert werden.

Die Entzündungsreaktion ist der natürlich angeborene Selbst-heilungsreflex eines jeden Lebewesens mit dem Ziel, diverse Giftstoffe unschädlich zu machen und abzubauen.

Somit stellt eine Entzündung die Aktivierung des Immunsystems dar. Sie ist charakterisiert durch: Rötung – Schwellung – Schmerz – Erwärmung und eingeschränkte Funktion. (1)

Auslöser für Entzündungsreaktionen gibt es viele: Verletzungen, Reibung, Wärme, UV-Strahlung, Säuren, Vergiftungen, ein Ungleichgewicht an körpereigenen Enzymen, Allergene, Bakterien, Viruserkrankungen, Parasiten oder Pilzerkrankungen. Generell versucht unser Körper solche Probleme ohne eine Entzündung zu beseitigen, denn die Entzündung kostet ihn viel Kraft und kann Schaden anrichten. Aber nicht immer ist das möglich. Dann setzt das Immunsystem die Entzündung als Mittel ein, schädliche Stoffe schnell und effektiv zu beseitigen. (2)

Entzündungen treten plötzlich und örtlich begrenzt auf.
Der Körper leitet eine Abwehrreaktion über das Immunsystem an – mit dem Ziel der Ausheilung.
Würde der Auslöser keine Entzündung hervorrufen, könnte das Immunsystem den krankmachenden Auslöser nicht erkennen und somit nicht abwehren.
Die Entzündung ist somit eine wichtige Schutzvorrichtung zum Erhalt der Abwehrfunktion.
Eine Entzündung ist wie ein Kriegsschauplatz, bei der die körpereigene Armee den Feind bekämpft. Die Zeichen einer Entzündung (Erwärmung, Schwellung, Funktionseinschränkung) erscheinen angesichts eines solchen Gefechts allzu logisch. Nach Ablauf der Entzündung erfolgt die Reparation bzw. Regeneration: (3)

Erstens und bestenfalls „Restitutio ad integrim" - als vollständige Regeneration des Gewebes:

Im Rahmen der Entzündung werden die „Trümmer des Kriegsschauplatzes" durch Freßzellen abtransportiert. Das Granulationsgewebe (Ziel der Wundheilung) wird ersetzt durch kollagenbildente Zellen (Bindegewebe). Diese Kollagenfasern (Eiweiße) bilden wieder die Grundstruktur des vorherigen Gewebes.
Entweder: Als vollständiger und gleichwertiger Gewebeersatz (Haut, Knochen);
Oder: Nur durch teilweise, oberflächige Regeneration mit Defektheilung:

<u>Zweitens</u> „Reparatio" - die Defektheilung (Reparation) mittels Narbengewebe:

Narben- oder Ersatzgewebe entsteht durch Unvermögen der Kollagenfasern das Gewebe in die eigentliche Grundstruktur umwandeln zu können. Dies geschiet vorranging aus mechanischen Gründen:
Wenn der natürliche Wundverschluss durch eine zu große (klaffende) Wunde nicht möglich ist; wenn (evtl. zusätzliche) Zeitverluste die Wundheilung hinauszögern und / oder Infektionen die natürliche Wundheilung behindern.

Das Unvermögen in unserem Fall (Multiple Sklerose) entsteht durch die Reparationsunfähigkeit des Gewebes an sich. Nervengewebe, somit auch sämtliche Zellen und Fasern im ZNS können sich nicht komplett regenerieren und können nicht vollständig ersetzt warden.

Der Körper versucht so viel wie möglich zu „kitten", da er darauf programmiert ist, die Wunde dauerhaft zu verschließen. Durch diese Vermehrung von Bindegewebe (auch Sklerose oder Fibrose genannt) entsteht minderwertiges Ersatzgewebe. Diese entstandene Gewebeverhärtung nennt sich Narbe.

Bei einem schwachen Immunsystem (Wer hat das heutzutage nicht?) klingen Entzündungen nicht mehr ganz ab. Die Entzündung schwelt permanent und lodert immer wieder auf.
Dies nennt sich dann „sekundär chronische Entzündung". Die Zeichen der Entzündung werden schwächer, heilen aber nie ganz aus.

Wird die Entzündungsreaktion in diesem Stadium gehemmt (z.B. durch Kortison) folgt eine Überreaktion. Die Immunzellen (hauptsächlich Freßzellen, eine Untergruppe der weißen Blutkörperchen) hören nicht auf zu arbeiten und zerstören schließlich auch gesundes Gewebe.
Die Folge dessen ist eine „primär chronische" Entzündung – besser bekannt unter „Autoimmunerkrankung". (3)

E - Autoimmunkrankheiten

oder: Öl ins Feuer gießen

Nicht nur die MS, mittlerweile sind hunderte Autoimmunkrankheiten auf dem weltweiten Vormarsch. Es muss angenommen werden, dass praktisch jedes Organ oder Gewebe Ziel einer Autoimmunerkrankung sein kann. (2)

Laut einer wissenschaftlichen Fachzeitschrift zeigen Autoimmunerkrankungen eine auffällige Häufung in Industrienationen. Frauen werden prinzipiell häufiger von Autoimmunerkrankungen betroffen. Eine Studie an Mäusen lässt vermuten, dass die unterschiedliche Zusammensetzung der Darmbakterien von Frauen und Männern eine Ursache dafür sein könnte. (2)

Das Erkrankungen wie MS, Allergien, entzündliche Darmerkrankungen (z.B Morbus Crohn), Gelenkentzündungen wie Rheuma, Schilddrüsenerkrankungen, Schuppenflechte, Typ I Diabetes und viele andere auch bei Kindern immer häufiger auftreten, erkennt mittlerweile jeder. Man muss sich eben nur fragen woher das kommt. Und warum diese Krankheiten besonders stark in den Industrienationen vertreten sind.

Umschrieben bedeutet Autoimmunkrankheit nichts anderes, als eine aus dem Ruder gelaufene Reaktion der Abwehrzellen.
Wie eine Armee, welche keine klaren Befehle mehr erhält. Aus Angst und Panik überall einen Feind witternd, schießt es umher und wütet, bis sogar das eigene Heer zugrunde geht, weil diese Soldaten ebenfalls Tarnanzüge tragen.

Warum strömen Abwehrzellen in ein Gebiet?
Weil es bereits eine Gewebereizung in Form einer Entzündung gibt!

Bei Autoimmunkrankheiten erkennt das Immunsystem irrtümlicherweise körpereigenes Gewebe als zu bekämpfenden Fremdkörper. Die Folge ist eine Entzündungsreaktion. (1)

Infolge dieser Entzündungsprozesse im Körper ist das Immunsystem überlastet. Es kann kaum noch seiner eigentlichen Hauptaufgabe nachkommen: In einem gesunden Organismus ist es das Abfangen und die Vernichtung von Krankheitserregern und Krebszellen.

Krebszellen werden durch schädliche Einflüsse (Gifte in Nahrung und Umwelt, Stress, Alkohol, Medikamente) tagtäglich in unserem Körper gebildet. Nur wenn das Immunsystem sich nicht erwehren kann, weil es an Gift zu viel wird – oder das Immunsystem durch diverse Gifte zusätzlich daran gehindert wird, aktiv zu werden - dann erkranken manche Lebewesen an Krebs, oder eben an diversen Autoimmunkrankheiten.

Es ist wie mit den Krankheitserregern. Manche Menschen haben ein gesundes Immunsystem und fangen sich nie eine Grippe oder einen Magen-Darm-Infekt ein. Andere werden immer wieder davon heimgesucht, weil ihr Immunsystem brach liegt.

Die heutige Therapie von Autoimmunkrankheiten besteht vorwiegend in einer Unterdrückung des Immunsystems durch sogenannte Immunsuppressiva. (1)

Doch gerade diese Unterdrückungs"therapie" durch Kortison, Antihistaminika und der übertriebene Einsatz von Antibiotika führen dazu, dass sich das Immunsystem nicht mehr erholen kann!
Die Darmschleimhaut wird auf Dauer zerstört und dem Teufelskreis der Entzündungen wird Tür und Tor geöffnet.

Mehr über dieses Zusammenspiel lesen sie später im Kapitel „Darmgesundheit".

F - Diagnostik der MS

oder: in die Röhre gucken

Neben der klinischen Bestätigung der Symptome, oft in geballter Form eines Schubs, durch den Arzt folgt die Bildgebung von „MS typischen Läsionen" mittels Magnetresonanztomographie. (1)

Mit der MRT kann man Schnittbilder des Körpers erzeugen, die eine Beurteilung der Organe erlauben. Sie basiert auf – im MRT Gerät erzeugten – sehr starken Magnetfeldern sowie magnetischen Wechselfeldern im Radiofrequenzbereich. Im Gerät wird keine belastende Röntgenstrahlung oder andere ionisierende Strahlung erzeugt oder genutzt. Allerdings sind die Wirkungen der magnetischen Wechselfelder auf Lebendes Gewebe nicht vollständig erforscht. (1)

Eine wesentliche Grundlage für den Bildkontrast sind unterschiedliche Relaxationszeiten (das Streben oder die Anregung des Körpers in den Gleichgewichtszustand zurück zu kehren) der Gewebearten. Der unterschiedliche Gehalt an Wasserstoffatomen in verschiedenen Geweben (z.B. Muskeln, Knochen) trägt maßgeblich zum Bildkontrast bei. Diese unterschiedlichen Kernspinrelaxationszeiten in verschiedenen Gewebearten stellen die wichtigste Grundlage des Bildkontrasts (hoher Kontrast der Weichteile) in der Magnetresonanztomographie dar.

Bei der MRT werden auch häufig Kontrastmittel eingesetzt, mittels deren die Relaxationsunterschiede zwischen verschiedenen Gewebearten gezielt verändert werden können. Die Kernspin-relaxationszeiten werden außer durch Materialeigenschaften auch durch die Magnetfeldstärke bestimmt, in der sich „die Probe" befindet. (1)

Der Einsatz von Kontrastmitteln ermöglicht eine intensive (weiße) Darstellung von (frischen) Entzündungsherden und wird somit bei MS Patienten, oder Verdacht auf MS standartmäßig eingesetzt.

Zum Einsatz kommen in diesem Fall sogenannte „Weißmacher": MR positive Kontrastmittel wie Gadolinium (Gd) und Mangan (Mn). Gadolinium ist magnetisch und deshalb als Kontrastverstärker besonders geeignet. (2)

Wissenswertes zu den Kontrastmitteln:

Das hauptsächlich verwendete Gadolinium ist ein bekanntes Lebergift, welches sich besonders negativ bei bereits vorgeschädigten Nieren auswirkt. Genauer birgt es das Risiko einer manchmal tödlich verlaufenden Erkrankung namens Nephrogene Systemische Fibrose (Sklerose der Nieren). (3)

In den letzten Jahren wurde häufig über mögliche Ablagerungen von Gadolinium im Gehirn von Patienten diskutiert. Das Schwermetall soll demnach in verschiedenen Hirnregionen bei obduzierten Patienten gefunden wurden sein.

Im März 2017 schrieb das Ärzteblatt:
EMA (Europäische Arzneimittelagentur) erwägt Verbot von vier MRT-Kontrastmitteln: Der Nachweis von Gadolinium-Ablagerungen im Gehirn veranlasst den Ausschuss für Risikobewertung im Bereich der Pharmakovigilanz (PRAC), die Zulassung von vier Kontrastmitteln für die Magnetresonanztomographie (MRT) zu suspendieren, obwohl eine schädliche Wirkung nicht nachgewiesen ist. Betroffen wären die vier Kontrastmittel mit linearer Struktur Gadobensäure, Gadodiamid, Gadopentetat und Gadoversetamid.

Seit einigen Jahren mehren sich die Hinweise, dass Gadolinium auch im Gehirn abgelagert werden kann. Die ersten Beobachtungen stammen von Patienten, bei denen es in der MRT ohne vorherige Kontrastmittelgabe zu den für die

Kontrastmittel typischen Signalen kam. Inzwischen wurde das Metall auch bei Autopsien im Gehirn von Patienten gefunden, bei denen mehrfach kontrastmittelverstärkte Magnetresonanztomographien durchgeführt wurden. (6)

Das BfArM (Bundesinstitut für Arzneimittel und Medizinprodukte) schrieb im Dezember 2017:
Risikobewertungsverfahren zu Gadoliniumhaltigen Kontrastmitteln:
Die Europäische Kommission hat mit dem Beschluss entschieden, dass für die intravenös anzuwendenden linearen Kontrastmittel Gadodiamid, Gadopentetsäure und Gadoversetamid die Zulassungen in der EU ruhen sollen. Diese Maßnahme führt dazu, dass die betroffenen Kontrastmittel vom Markt genommen werden. Das Ruhen der betroffenen Zulassungen wird in Deutschland zum 28.02.2018 wirksam. (7)

„Gängige entzündlich / entmarkende MS Herde werden auch als Läsion oder Plaques bezeichnet und erlangen durchschnittlich eine Größe von mehreren Millimetern, selten auch einigen Zentimetern. (1)

Es ist möglich, dass ein Patient zahlreiche neue Läsionen im MRT Bild aufzeigt, ohne dass er körperliche Krankheitszeichen bemerkt. Je nachdem, wo diese Läsionen auftreten.
Genauso ist es möglich, dass diverse Krankheitszeichen bemerkt werden, ohne dass MS typische Läsionen im MRT sichtbar sind.
MS Läsionen sind als runde oder ovale helle oder dunkle Flecken im MRT Bild sichtbar. (2)

Mittels Kontrastmittel kann zwischen aktiven (entzündlichen) und inaktiven (alten) Läsionen unterschieden werden.
Aktive Läsionen erscheinen hell (weiß), inaktive erscheinen dunkel (grau).
Inaktive Herde (ohne Entzündungszeichen) werden auch oft als schwarze Flecken oder schwarze Löcher bezeichnet.

Die aktive Läsion lässt sich von der Inaktiven (älteren, nicht mehr entzündlichen) maximal 6 Wochen lang im Bild unterscheiden. Nach diesem Zeitraum kann nur ein Histopathologischer Nachweis (Zelluntersuchung nach Gewebeentnahme) über diese Abgrenzung erbracht werden.

MRT „typische Läsionen" finden sich in der weißen Substanz, da bei der MS ja bekanntlich die Isolierschichten der Nervenfasern zerstört werden. Das ist überall dort, wo Blutgefäße das ZNS versorgen (mit Sauerstoff und Nährstoffen). Durch die gestörte Bluthirnschranke treten schädliche Substanzen in das Nervengewebe ein. Das Gewebe reagiert mit einer Entzündung auf diese Gewebereizung. (3)

Die Frage, warum denn gerade die Nervenfasern und dessen Isolierschicht (Myelin) das Opfer der Angriffe wird später beantwortet.

Innerhalb von etwa 6-10 Jahren geht die Multiple Sklerose bei ca. 40 % der schubförmig erkrankten Patienten in eine progrediente Verlaufsform über. Es treten massive Schädigungen im gesamten ZNS und nicht mehr nur fokal (herdförmig, nur einen Teil betreffend) in der weißen Hirnmasse auf. (3)

Das progrediente (fortschreitende) Stadium zeigt sich im MRT eher durch eine zunehmende Hirnatrophie (Schwund der Gehirnmasse infolge Gewebsuntergang) als durch Zeichen der akuten Entzündung. (4)

Diese Hirnatrophie tritt sowohl bei der sekundär progredienten (SP MS), als auch der chronisch progredienten Verlaufsform (PP MS) auf. Zusätzlich kann es hier durch den Gewebeuntergang zu Schäden in der grauen Substanz kommen. (5)

Bei der Hirnatrophie (Gehirnschwund) können sowohl das gesamte Gehirn als auch einzelne Teile vom Rückgang der Zellen betroffen sein. Welche Auswirkungen die Störung zur Folge hat, ist stark davon abhängig, welche Teile des Gehirns betroffen sind. Die Entwicklung der Behinderung der Patienten hängt wesentlich von der Schädigung dieser grauen Substanz ab.

Häufige Symptome des Gehirnschwunds sind Demenz, Krämpfe, Verlust von motorischen Fähigkeiten, Schwierigkeiten beim Sprechen, Lesen oder allgemeinen Verstehen. Die Demenz zeichnet sich durch Gedächtnisverlust aus und der Unfähigkeit alltägliche Aufgaben zu erledigen. Die Intensität kann variieren und im Laufe der Krankheit zunehmen. (6)

Eine weitere Diagnosesicherung der MS erfolgt durch den Nachweis „Oligoklonaler Banden im Liquor": (2)

Das Nervenwasser (Liquor Cerebrospinalis) ist eine wasserklare, farblose Gewebsflüssigkeit im Gehirn und Rückenmark und kann mittels Punktion im Bereich der Lendenwirbelsäule entnommen werden.

Ein erwachsener Mensch verfügt über ca. 150 bis 200 ml Liquor (Hirnwasser) und enthält normalerweise nur sehr wenige Eiweißzellen und Lymphozyten. Mittels Nachweis von Immunglobulinen IgG *(... es sind Eiweiße)* im Hirn-wasser soll der Entzündungsprozess im abgeschlossenen Zentralnervensystem nachgewiesen werden (2)

Als MS typisch wird der Nachweis sogenannter „Oligoklonaler Banden" genannt. Das sind Antikörper, welche durch die Lymphozyten (weiße Blutkörperchen) gegen körperfremde Substanzen gebildet werden.
Die Moleküle sind so groß, dass sie die Blut-Hirn-Schranke nicht überwinden können *(sofern diese intakt ist...)*. Die Bildung von Oligoklonalen Banden im ZNS kann auch durch Borreliose, Syphilis oder Herpesinfektionen hervorgerufen werden, wenn diese jeweils das ZNS befällt. (5)

Die Frage ist nur: Ist das Zentralnervensystem noch abgeschlossen? Verhindert die Blut-Hirn-Schranke tatsächlich noch den Übertritt von großen Molekülen?

• • •

G - Blut – Hirn – Schranke

oder: Der Fall der Mauer

Die Blut-Hirn-Schranke ist eine bei allen Landwirbeltieren vorhandene physiologische Barriere, die zwischen dem intravasalen Raum (in der Zelle befindliche Zellorganellen und Flüssigkeit; umschlossen von Membran) des Blutkreislaufs und dem exravasalen Raum (außerhalb der Zelle befindlicher Raum) im Nervensystem (ZNS) trennt. (1)

Über einen hochselektiven Filter werden dem Gehirn die benötigten Nährstoffe zugeführt und Stoffwechselprodukte abgeführt. Die Bluthirnschranke wurde erst 1967 durch elektronenmikroskopische Untersuchungen nachgewiesen. (1)

Die Blut-Hirn-Schranke sorgt für den Schutz des ZNS vor Krankheitserregern, Giften, Antikörpern, Leukozyten, vor dem Einfluss der im Blut befindlichen Neurotransmitter sowie vor Veränderungen des PH-Wertes. (2)

Es gibt auch Hirnbereiche ohne diese Bluthirnschranke: Areale, welche Hormone an das Blut abgeben oder hormonale Steuerungen empfangen. Das ist bei 6 sogenannten Hirn-Organen der Fall, u.a. die Zirbeldrüse (auch das Tor zur Wahrnehmung genannt) und Teile des Hirnstammes.

Ein weiteres Beispiel einer solchen Barriere ist die des Blutes zur Plazenta (Mutterkuchen).

Wird die Durchlässigkeit der Kapillarwände erhöht (Kapillaren = kleinste Blutgefäße, feine Verästelungen des Blutkreislaufes zur Versorgung des Gewebes mit Sauerstoff und Nährstoffen) kann es zum Übertritt eigentlich unerwünschter Substanzen und als Folge dessen zu einer Schädigung der in diesem Bereich liegenden Nervenzellen kommen.

Wissenschaftlich bewiesen ist, dass bei Temperaturerhöhungen im Gehirn die Durchlässigkeit der Blut-Hirn-Schranke zunimmt. Dies geschieht bei Fieber, aber auch bei Temperaturerhöhungen bedingt durch hochfrequente elektromagnetische Felder (HF-EMF) mit Intensitäten deutlich oberhalb der gesetzlich vorgeschriebenen Grenzwerte.

Ob auch unterhalb dieser gesetzlichen Grenzwerte eine Schädigung der Blut-Hirn-Schranke durch hochfrequente elektromagnetische Felder des Mobilfunks erfolgen kann, ist Gegenstand der Forschung. (3)

Die Schädigung der Bluthirnschranke ist der Ursprung. Neuroradiologisch wurde nachgewiesen, dass diese noch vor dem Auftreten von aktiven Läsionen oder MS- Symptomen bestand. (4)

Diese Schädigung bringt den ersten Stein ins Rollen! Die gesamte Lawine nennt sich dann Multiple Sklerose!

Eine mögliche Ursache für die Zerstörung der Bluthirnschranke (ich komme später noch auf weitere zu sprechen) ist das MRT:
Bei der Schichtaufnahme des Körpers mit Hilfe von Magnetfeldern entsteht ein biologisch wirksames magnetisches Wechselfeld.

Die Wirkung der Wechselfelder in Form von sehr schnellen Bewegungen und damit verbundener Temperaturerhöhung könnten sie beobachten, wenn sie eine Münze mit ins MRT nehmen. Sie würde Ihnen um die Ohren fliegen und zu starken Hautverbrennungen führen. Daher ist dies streng untersagt.

Die Netzhaut und das zentrale Nervensystem sind am empfindlichsten. Während einer Untersuchung im MRT werden zusätzlich Gradientenfelder (selektive Anregung einer Schicht) und hochfrequente elektromagnetische Felder zugeschaltet.

Angeblich üben diese Wechselfelder nur Wirkung auf magnetisierbare Metalle aus - und auf sich bewegende elektrisch geladene Teilchen.

Dazu gehören aber auch die roten Blutkörperchen!
Sie enthalten im Hämoglobin (roter Blutfarbstoff) Eisenionen. Auch wenn ein Patient völlig unbewegt im MRT liegt: sein Blut fließt und die beschriebenen Kräfte können den Blutfluss in der Hauptschlagader verlangsamen.

Dieser Effekt ist bereits ab 0,1 T (Tesla, Einheit für die magnetische Flussdichte) im EKG sichtbar und verändert geringfügig den Blutdruck. Bei Herzkranken ist daher im MRT Vorsicht geboten. In kleineren Blutgefäßen ist der Effekt schwächer, da die Kräfte von der Menge der geladenen Teilchen abhängen.

Man geht davon aus, dass der Einfluss auf den Blutfluss in der Aorta und im Herz erst weit oberhalb von 10 Tesla gefährlich werden könnte. Die Wirkung auf die Eisenionen im Blut gilt grundsätzlich auch für Kationen und Anionen, die sich durch Ionenkanäle z.B. in Muskel- oder Nervenzellen bewegen. Doch sind hier die Mengen gering und konkrete Berichte von Wirkungen sind nicht bekannt. (5)

Über die Verklumpung des Blutes (Geldrollenbildung der Erythrozyten, sichtbar im Dunkelfeldmikroskop) könnte ihnen so mancher Heilpraktiker oder Naturarzt die reinsten Horrorgeschichten erzählen. Und das geschieht nicht nur durch die MRT. Auf die Verklumpung von Blutkörperchen durch Zucker und dem damit rasant ansteigenden Herzinfarkt und Schlaganfall Risiko lesen sie später mehr.

In einer Studie, bei der spezielle MRT Signale verwendet wurden, konnte man eine deutliche Öffnung der Blut-Hirn-Schranke feststellen! So wird diese durchlässig und ermöglicht es Giftstoffen direkt ins Hirn einzudringen. Dadurch können Nerven geschädigt werden und absterben. (6)

Als MS Patient erhalten sie mindestens einmal jährlich ein Schädel MRT. Wenn sie sich zum Nutzen der Wissenschaft noch freiwillig zur Teilnahme an einer klinischen Studie entscheiden, dann liegen sie möglicherweise alle 3 Monate im Scanner.

Bisher liegen die gängigen MRT Scans im magnetischen Wechselfeld von 1,5 bis 3 Tesla. Bald dürfen sie sich auf neue Geräte „freuen", mit einer Leistung bis 12 Tesla.

H - Der Schub

oder: Das Maß ist voll

Als Schub wird definiert, wenn akute neurologische Ausfallserscheinungen oder eine Verschlechterung einer bereits bestehenden Krankheitserscheinung mindestens 24 Stunden anhält.

Oft sind es Sehstörungen, Gangstörungen, Sprachstörungen oder andere Ausfallerscheinungen, je nach Lokalisation des Entzündungsherdes im Gehirn oder Rückenmark. Als Schub wird demzufolge der Angriff der Immunzellen auf die Markscheiden als Folge von Entzündungen im Gehirn oder Rückenmark bezeichnet.

Bei der meist zu Beginn schubförmigen MS verschwinden die Symptome ganz oder teilweise innerhalb von ca. 4 Wochen bis sie wieder aufbrechen und erneut als Schub benannt werden. (2,3)

Bilden sich diese Beschwerden nicht mehr vollständig zurück und nehmen auch unabhängig von einem Schub immer mehr zu, spricht man vom sekundär chronischen Verlauf – auch sekundär progredient genannt. (2,3,4)

Als Antwort auf die sowieso viel zu wenig gestellte Frage, was denn einen Schub auslöst, haben die sogenannten Experten nur wenige Antworten parat. Sehr oft erwähnt wird immer wieder der Streß. Das klingt gut und wird auch nicht weiter hinterfragt. Streß als Ursache klingt immer plausibel. Ob beim 60 Arbeits-Std. pro Woche geplagten Manager oder der dem zu 100 % berenteten Schwerstkranken – kein Patient wird dem widersprechen.
Als weitere Auslöser werden genannt: Impfungen, Virusinfekte, Operationen, Hitze, körperliche & seelische Überforderung. (1)
Das sind allesamt Einwirkungen, welche das Immunsystem schwächen (siehe

Entzündungen), speziell Impfungen werden allen MS Patienten Nahe gelegt. Doch warum, wenn sie doch einen Schub provozieren?

Über das Thema Impfungen später mehr!

Erwähnt sei hier auch das „Uhthoff Phänomen":
Eine vorübergehende Verschlechterung der Sehschärfe und anderer neurologischer Symptome nach Einwirkung von Wärme. Durch die Erhöhung der Körpertemperatur (z. B. bei Fieber, heißen Bädern oder in der Sauna) wird angenommen, dass Leitfähigkeit der Nervenfasern nachlässt. Das Uhthoff-Phänomen wird auch als Pseudoschub bezeichnet. (2)

Da haben wir sie wieder:
Die Temperatur Erhöhung als Ursache von Nervenschädigungen...

Bleiben Schübe über große Zeiträume aus, die Beschwerden sich aber permanent verschlechtern, spricht man von einem progredienten (fortschreitenden oder zunehmenden) Krankheitsverlauf; auch primär chronischer Verlauf genannt. (3)

Jeder anfangs schubförmige MS- Patient geht im Laufe der Jahre in diese progrediente Krankheitsform über. Es treten massive Schädigungen im gesamten ZNS und nicht mehr nur fokal (herdförmig, nur einen Teil betreffend) in der weißen Hirnmasse auf. (2,4)

I - Sonderformen der MS

oder: Des Kaisers neue Kleider

Wagen wir einen kurzen Abstecher in die Sonderformen der Multiplen Sklerose: Der Neuromyelitis Optica und Amyotrophen Lateralsklerose.

Die Neuromyelitis Optica (abgekürzt NMO, auch Devic-Syndrom) ist eine autoimmun bedingte, entzündliche Erkrankung des zentralen Nervensystems mit Abbau der isolierenden Nervenummantelungen (Demyelinisierung). Innerhalb weniger Monate treten, nacheinander oder gleichzeitig, sowohl eine Entzündung mindestens eines Sehnervs (Neuritis Nervi Optici), als auch eine Entzündung des Rückenmarkes (Myelitis) auf.

„Sehr häufig (ca. 80 %) finden sich Antikörper gegen Aquaporin 4 (Wasserkanalprotein). Welche pathophysiologische Rolle diese Antikörper spielen, ist noch Gegenstand der derzeitigen Forschung. Die Erkrankung ist selten - ca. 1 % der demyelinisierenden Erkrankungen. Es wird kontrovers diskutiert, ob die Neuromyelitis Optica eine Sonderform der Multiplen Sklerose (MS) oder eine eigenständige Erkrankung darstellt." (1)

Krankheitszeichen: Sehstörungen bis hin zur Erblindung eines Auges oder beider Augen innerhalb von Stunden bis Tagen. Ebenso: Querschnittsyndrom mit teilweise aufsteigender Symptomatik. Sensibilitätsstörungen, Schwäche und Lähmung der Extremitäten (Arme und Beine), Blasenstörungen. (1)

Nach meinem Wissensstand hält sich hier die MS-Lobby ein Hintertürchen auf: Ist ein Verlauf heftiger oder fällt aus dem Rahmen der MS Basis Diagnostik heraus, so heißt es „NMO".

Die Abgrenzung zur Diagnose einer MS geschieht mittels Nachweis von:

„Aquaporin-4 Im Serum von NMO-Patienten mittels Immunfluoreszenz Ablagerungen von Antikörpern der Klasse IgG (genannt NMO-IgG), die auf Formalin-fixierten Hirnschnitten adulter Mäuse in der Nähe von Kapillaren in grauer und weißer Substanz, Pia mater und Virchow- Robin-Räumen basieren - diese Testung auf NMO-IgG mittels der semiquantitativen Immunfluoreszenz-Methode erbrachte in der Schlüsselpublikation eine Sensitivität von 73%" (2)

Haben Sie es verstanden? Müssen sie auch nicht!
Es gibt genug Professoren die von solch einem Kauderwelsch ihren Lebensunterhalt finanzieren müssen...

Behandelt wird diese unerklärliche Krankheit mit Medikamenten wie Azathioprin (ein Immunsuppressiva, welches die Vermehrung von B und T Zellen hemmt), Mycophenolat-Mofetil (Immunsuppressiva welches nach Transplantationen gegeben wird), Rituximab (Antikörper zur Entfernung und Abtötung von B-Zellen im Organismus) oder Mitoxantron (Zellgiftiges Antibiotika, welches sich in der DNA einlagert und das Wachstum der Abwehrzellen hemmt).

Die NMO wird oft mit der Entzündung der Sehnerven in Verbindung gebracht. Leider konnte mir bisher kein Arzt erklären, warum denn die Symptome der Patienten nur allzu oft ohne die Entzündung der Sehnerven einher gehen.
Auch ist unklar, was es genau mit dem Wasserkanalprotein auf sich hat, denn der ist noch "Gegenstand der Forschung" ...

Ein kleiner Exkurs:

B-Zellen gehören zu den Leukozyten (weiße Blutkörperchen). Sie sind als einzige Zellen in der Lage, Antikörper zu bilden, und machen zusammen mit den T-Lymphozyten den entscheidenden Bestandteil des adaptiven Immunsystems aus (=spezifische, erworbene Immunabwehr).

Beim Menschen und einigen anderen Säugetieren entstehen die B- Zellen im Knochenmark. Daher erhielt der Buchstabe B seine Bedeutung vom englischen Begriff Knochenmark „bone marrow".

Auch die T-Zellen (das T im Namen steht für den Thymus) werden, wie alle Blutzellen, im Knochenmark erzeugt. Von dort wandern sie in den Thymus (auch Bries; ist ein Organ des Immunsystems und befindet sich hinter dem Brustbein), in dem die Zellen ausreifen.

Ohne diese Zellen ist ein Leben gar nicht möglich!

Die Natur wird sich bei deren Erschaffung doch wohl etwas dabei gedacht haben?

In der Regel neigen NMO-Anfälle dazu, häufiger und heftiger zu sein als MS-Anfälle. Das Hauptrisiko für die Patienten besteht in einer schweren Schädigung des oberen Rückenmarkbereichs die zur Unfähigkeit führen kann, ohne fremde Hilfe zu atmen. (3)

Das bringt uns zur Amyothrophen Lateralsklerose, kurz <u>ALS</u>:

Eine nicht heilbare degenerative Erkrankung des motorischen Nervensystems, auch Charcot-Krankheit genannt.
Bei der ALS kommt es zu einer fortschreitenden und irreversiblen (nicht Rückgänging zu machenden) Schädigung der Nervenzellen, die für die Muskelbewegungen verantwortlich sind.

Meist kommt es zuerst zu einer spastischen Lähmung (Krämpfe), später folgt zunehmende Muskelschwäche (Parese bis Plegie), die mit Muskelschwund einhergeht.

Durch die Lähmungen der Muskulatur kommt es unter anderem zu Gang-, Sprech- und Schluckstörungen, eingeschränkter Koordination und Schwäche der Arm- und Handmuskulatur und dadurch zu einer fortschreitenden Einschränkung bei den Aktivitäten des täglichen Lebens.

Der Tod tritt häufig infolge von Lungenentzündung ein, deren Entstehung durch den Verlust des Schluckvermögens und die Lähmung der Atemmuskulatur begünstigt wird.
Die Ursache sei unklar. (1)

Nach dem Kapitel „Ursachen" können sie dann selbst entscheiden, ob die Aussage der Wahrheit entspricht.

J – Kortison

oder: Der Wolf im Schafspelz

Cortison (abgeleitet aus dem Lateinischen Cortex = Rinde) ist ein Steroidhormon, welches 1935 als Wirkstoff in der Nebennierenrinde von Menschen entdeckt wurde. Es ist ein Oxidationsprodukt (chemisches Reaktionsprodukt) des Hormones Cortisol.

Cortison selbst besitzt keine Wirkung auf den Organismus, bei oraler oder intravenöser Gabe (von synthetisch hergestelltem Cortisonacetat) wird es durch ein Enzym in der Leber in Cortisol umgewandelt.

Cortisol wirkt in höheren Dosen entzündungshemmend und immunsuppressiv. (1)

Aus eigenen Erfahrungen werden fast alle MS Schübe mit Kortison behandelt. Gängig ist eine intravenöse Gabe von 1 Gramm pro Tag über 3 Tage, seltener auch über 5 Tage und bei besonders schweren Schüben auch mit 2 Gramm pro Tag, 3 bis 5 Tage lang.

Von einer Behandlung im eigentlichen Sinne kann hier nicht gesprochen werden. Es werden die Symptome unterdrückt, die Spuren verwischt, aber nach den eigentlichen Auslösern der Entzündung wird nicht gesucht.

Die permanente Unterdrückung dieser Entzündungs-reaktionen ohne das Erörtern und Abstellen der Ursache führt in den Teufelskreis der chronischen Entzündung, welche im primär chronischen Stadium kaum mehr umzukehren ist.

Ebenso kann ich aus eigenen Erfahrungen berichten, dass die Gabe vom Kortison eher von den vorhandenen klinischen Symptomen, als vom MRT Bild abhängt.

Ethisch vertretbar wäre eine Gabe im hochakuten Entzündungsstadium, doch ein MRT zur Bildgebung von tatsächlich neuen, hochaktiven Entzündungsherden wird so gut wie nie vor der Gabe von Kortison angeordnet.

Die subjektive Besserung der Krankheitszeichen ergibt sich aus der Mobilisierung von im Körper gespeicherten Energiereserven (Wirkmechanismus Glukokortikoide) indem durch verschiedene Prozesse der Blutzuckerspiegel ansteigt und die Fettfreisetzung angekurbelt wird. Die meisten Patienten erfahren schon nach der ersten Gabe Kortison einen euphorischen Zustand, welcher die vorhandenen Krankheitszeichen verschleiert anstatt zu heilen!

Prednisolon ist ein künstlich hergestellter Wirkstoff, welcher zur Gruppe der Glukokortikoide gehört. Diese Gruppe wird häufig unter dem bekannten Namen Kortison zusammengefasst. (3)

Zu den häufigsten Nebenwirkungen von Kortison zählen:

Die Hemmung des Immunsystems birgt eine erhöhte Infektanfälligkeit. Infektionen können verschleiert werden, lange unbemerkt bleiben und dann besonders schwer verlaufen.
Durch die Hemmung von Entzündungszellen ist auch die Wundheilung gestört. Ebenso wie Cortison hat auch Prednisolon Einwirkungen auf den Zucker- und Fettstoffwechsel. Hohe Dosierungen bewirken somit eine Umverteilung des Fettes und die Patienten nehmen besonders im Bereich des Körperstamms zu. Der so genannte Stiernacken und das Mondgesicht sind typische Zeichen einer langandauernden hohen Dosierung von Kortison. Durch diese Einwirkung auf den Stoffwechsel kann sogar ein Diabetes mellitus ausgelöst werden.

Bei häufiger Anwendung kann es außerdem zu einer Verdünnung der Haut kommen. Man kann dann die Gefäße in der Unterhaut deutlicher sehen.
Auch eine Akne der Haut, die so genannte Steroidakne, kann ausgelöst werden.

Depressionen und Stimmungsschwankungen können durch die Einnahme von Cortisonpräparaten verstärkt werden.

Magenbeschwerden (auch Magengeschwüre) oder Entzündungen der Bauchspeicheldrüse sind möglich; außerdem:

Wachstumsstörungen, psychische Veränderungen (Euphorie, Unruhe, Aggressivität, Schlafstörungen, Appetitsteigerung). Muskelschwund und Muskelschwäche.

Prednisolon erhöht das Risiko von Herzrhythmusstörungen, Bluthochdruck, Verkalkungen der Arterien, Thrombose und Gefäßentzündungen. Es besteht außerdem ein erhöhtes Risiko an Katarakt (grauer Star) oder Glaukom (grüner Star) zu erkranken.

Weiterhin:

Eine Immunsuppression mit Folgen der Stammzellen Zerstörung im Knochenmark (ähnlich der Leukämie) und Knochenschwund (Osteoporose). (2)

Erläuterung zum Knochenschwund:

Warum greift das Kortison und seine Verwandten (die meisten Kortison-Präparate enthalten chemische Varianten des Kortisons) überhaupt den Knochen an?

Es liegt daran, dass Kortison im Körper eine Art Gegenspieler der Geschlechtshormone ist.

Vereinfacht gesprochen kann man sagen, dass die Geschlechtshormone (Östrogen bei Frauen und Testosteron bei Männern) eher den Knochenaufbau fördern und Kortison diesen Aufbau eher hemmt.

Das ist keineswegs eine angeborene Fehlkonstruktion, sondern durchaus sinnvoll. Denn Kortison wird vom Körper immer dann stärker ausgeschüttet, wenn es im weitesten Sinne um Stress, Anstrengung und Gefahr durch Entzündungen geht. Dann ist ein Knochenaufbau natürlich Unsinn. Es geht ja eher darum, Energiereserven auszuschöpfen. Bei einer lang andauernden Kortisontherapie wird dieses natürliche Gleichgewicht zerstört.

Die Geschlechtshormone kommen gegen diesen Kortison- Überschuss einfach nicht mehr an. Der Knochenabbau überwiegt gegenüber dem Knochenaufbau.

Es kann auf längere Sicht Osteoporose entstehen. (2)

Schutzmaßnahmen vor Osteoporose können sein: viel Bewegung an frischer Luft, Sonnenbaden ohne Sonnenbrand, Gesunde Ernährung mit reichlich Kalzium und Vitamin D.

Laut schulmedizinischen Vorgaben soll „bei einer Erkrankung, welche langzeitig immunsuppressiv behandelt wird (Multiple Sklerose, entzündliche Darmerkrankungen), Kortison mit anderen immunsuppressiven Medikamenten kombiniert werden, um Nebenwirkungen zu vermeiden."

Da beißt sich doch die Katze in den eigenen Schwanz!

Doch die Nebenwirkungen werden keineswegs „vermieden", sie werden unterdrückt und kommen (teils Jahre später) als „unerklärliche" Autoimmunreaktion des Körpers zum Vorschein.
Entweder als Diabetes Typ 1 (Insulin produzierende Zellen der Bauchspeicheldrüse werden vom Immunsystem zerstört, oft als Folge einer Bauchspeicheldrüsen Entzündung), Hautausschläge, Asthma, Allergien und Krebserkrankungen!

Gerade beim Thema Krebs dürfte die Unterdrückung einen großen Teil dazu beitragen, dass wir diese Krankheit heute vermehrt, bösartiger und in früheren Lebensabschnitten erleben.

K - Immunsuppressive Therapie

oder: Für eine Handvoll Dollar

Immunmodulatoren sind pharmakologisch wirksame Stoffe, welche das Immunsystem beeinflussen. Dies kann zur Dämpfung (Suppression), oder zur Erhöhung (z.B. die Heilpflanze Echinacea) der Immun-Antwort führen. (1)

Immunsuppressiva sind Medikamente, welche die Funktion des Immunsystems vermindern. Einsatzgebiete sind Gewebe- und Organtransplantationen (um Abstoßungsreaktionen zu vermindern) und die Therapie von autoimmunen Erkrankungen. Es kommt zu einer Einschränkung der Abwehrmechanismen, das Infektionsrisiko steigt und die Verbreitung maligner (bösartiger) Zellen im Organismus wird erleichtert – also das Risiko einer Krebserkrankung erhöht. (1)

Der Einsatz bei MS stützt sich auf die Annahme, dass vermehrt Lymphozyten (weiße Blutkörperchen) ins Zentralnervensystem einwandern und dort die Nervenbahnen durch Entzündungen schädigen.

Kortisone wie Prednisolone und Dexamethasone (=Glucocorticoide) sollen diese Entzündungsreaktionen eindämmen, in dem sie den Zellstoffwechsel der beteiligten Zellen beeinflussen (siehe Kapitel „Kortison").

Doch die Entzündungsreaktionen sind lediglich die Folge und damit das Hauptsymptom der eigentlichen Ursache!
Von Therapie (stammt aus dem Altgriechischen = Dienst, Pflege, Heilung) kann eigentlich keine Rede sein, ist doch das Ziel des Therapeuten die Ermöglichung einer Heilung, die Wiederherstellung der körperlichen Funktionen.

Natürlich lindert oder beseitigt diese Therapie einzelne Symptome. Dies aber weder dauerhaft, noch im erträglichen Gleichgewicht im Sinne der Nutzen – Risiko Abwägung. Eine Symptomunterdrückung ist keine Heilung!

Die sogenannten Nebenwirkungen von Medikamenten sind keine „Neben"wirkungen, es sind deren schädliche Hauptwirkungen! Immunsuppressive Medikamente heilen nicht, sie sorgen dafür, dass der Organismus mehr und mehr erkrankt.

Der MS Patient befindet sich in einem Teufelskreis, aus dem er ab einem gewissen Zeitpunkt nicht mehr herauskommt. Dieser Zeitpunkt lässt sich nicht vorherbestimmen. Er ist ganz individuell, je nach Erbanlagen und vorangegangener Schädigung des Körpers durch Krankmacher (siehe Ursachen der MS) und von der Verabreichungsdauer der Immunsuppressiven Medikamente abhängig.

Das gängige Wort „MS-Therapeutika" ist eine Farce. Es wird nichts therapiert (geheilt) – es wird im Auftrag der Pharmaindustrie krank gemacht! Die Folgen dieser „Therapie" sind oft erst nach vielen Jahren ersichtlich.

Stellen sie sich vor, sie haben einen enorm wichtigen Termin. Ein Vorstellungsgespräch, die eigene Hochzeit oder die Niederkunft der Ehefrau. Nun sitzen sie im Auto und stecken im dichten Verkehr fest. Rush Hour – nichts geht mehr, weder vor noch zurück.
Der Engel auf der einen Seite ihres Kopfes flüstert „Es ist schon alles Recht so, es ist nichts umsonst im Universum. Alles zu seiner Zeit.
Es soll so sein, dass du ein paar Minuten hier feststeckst und zu spät kommst".
Der Teufel auf der anderen Seite ihres Kopfes diktiert „Sei kein Dummkopf, ich gehe mit dir einen Pakt ein: Ich bringe dich mittels eines Zeitsprunges sofort zum beliebigen Ort. Du darfst niemanden von unserem Pakt erzählen. Es funktioniert, du wirst sehen! Ich verlange auch nicht viel dafür. In ein paar Jahren oder Jahrzehnten werde ich auf dich zurückkommen und einen Teil deiner Gesundheit nehmen".
Was macht der Mensch im Auto? Die meisten Menschen werden sich dafür entscheiden, den Termin fristgerecht wahrzunehmen und alles, was sich evtl. in ein paar Jahren oder Jahrzehnten einstellen könnte ganz weit nach hinten zu schieben.

Wir leben ja schließlich hier und heute. Was in Zukunft ist weiß sowieso niemand.

In Wahrheit ist es natürlich nicht so, denn alles baut aufeinander auf. Nur verdrängen wir das in unserer heutigen, hektischen Zeit viel zu oft!

Es ist ein düsteres Vorzeichen unserer heutigen Gesellschaft, dass sich niemand für die Basis der Zukunft interessiert. Nur „ich" „jetzt" „hier und sofort" zählt und wird noch vielen Menschen Leib und Leben kosten.

In ein paar Jahren oder Jahrzehnten muss der Mensch dann seine Schuld bezahlen – mit einem Teil seiner Gesundheit.

Wie der Grippepatient beim Hausarzt: Es gibt ein Rezept für Antibiotika und eine Krankschreibung für 5 Tage. Das ist der Standard und somit anerkannter als eine Krankschreibung für 15 Tage und eine Ausheilung durch Naturmedizin.

Die Folgen kommen Jahre später. Antibiotika, Kortikosteroide, auch Doping und Drogen bleiben nicht ohne Folgen! Ihnen wird die Gesundheit geraubt. Oft Jahrzehnte später, wenn man sich der Vergehen der vielen Jahre zuvor gar nicht mehr bewusst ist!

Wie verhält es sich nun mit den Medikamenten zur Behandlung der Multiplen Sklerose? Sind sie die Stimme des Engels oder des Teufels?

Immunmodulatoren

Interferone

Eiweiße mit immunstimmulierender und antiviraler Wirkung; Handelsnamen: Rebif ® Avonex ® Betaferon®

Mit Interferonen kamen erstmals Arzneistoffe auf den Markt, für die nachgewiesen werden konnte, dass sie den klinischen Langzeitverlauf der Schubförmigen MS günstig beeinflussen. Laut klinischer Studien wurde die Schwere von Krankheitsschüben reduziert und die Progression der Erkrankung verlangsamt.

Klinische Studien werden vom Pharmazeutischen Hersteller in Auftrag gegeben und finanziert.

Was denken sie, welche Ergebnisse da geliefert werden dürfen?

Nebenwirkungen einer Interferontherapie sind grippale Symptome wie Fieber, Müdigkeit, Gelenkschmerzen, Schwitzen, Schüttelfrost, Kopfschmerzen. Außerdem Blutbildveränderungen und Leberwerterhöhungen.

Infolge des suppressiven Effekts (Unterdrückung, Hemmung) auf das Knochenmark kommt es zur Leukopenie (Verminderung der weißen Blutkörperchen, welche für die Immunabwehr zuständig sind) und zur Thrombopenie (Verminderung der Blutplättchen, dadurch erhöhte Blutungsneigung, z.B. Nasenbluten, Blutergüsse auf der Haus, Zahnfleischbluten, Blut im Urin und Stuhl).
Die mögliche Verschlechterung der Leberfunktion ist besonders gefährlich bei einer bereits bestehenden Leberinsuffizienz. Ebenso können Autoimmunerkrankungen der Leber oder Schilddrüse auftreten.

Als weitere Nebenwirkungen werden genannt:
Psychische Veränderungen wie Depressionen oder Aggressionsneigung, Übelkeit, Durchfall, Erbrechen, Appetitlosigkeit, Schlaflosigkeit, Muskelschmerzen, Gefühlsstörungen, Hautausschläge Juckreiz, Gesichtsrötung. (1,2)
Außerdem: Schilddrüsenfunktionsstörungen, Schwellung oder Geschwür an der Einstichstelle, Haarausfall, Regelstörungen, Atemnot. (2)

Laquinimod
(Nerventra - ohne Handelszulassung)
Wirkstoffgruppe: Synthetisch (künstlich) hergestellter Immunmodulator, zur Gruppe der Chinoline (einwertiger Alkohol) gehörend.

Wirkmechanismus: Laquinimod vermindert die Infiltration von Makrophagen, CD4+- und CD8+- T-Zellen in das zentrale Nervensystem, besonders auf

Rückenmarksebene. „Der genaue Wirkungsmechanismus sei allerdings noch unbekannt". (15)

2004 kaufte die israelische Firma TEVA die Rechte zur Weiterentwicklung des Wirkstoffes von einer schwedischen Biotech Firma ab. Ab da war Laquinimod bis 2017 in klinischen Studien zur Behandlung von RMS (schubförmiger MS) und später zur Behandlung der PPMS (progredienter MS) für die Patienten im Testlauf zugänglich. (23)

„Wie das Präparat im Detail wirkt, sei nicht bekannt; vermutet werden immunmodulatorische Effekte.
In klinischen Studien wurden entzündungshemmende und neuroprotektive Eigenschaften nachgewiesen. Häufigste Nebenwirkungen sind Kopf-, Bauch- und Rückenschmerzen, Blinddarmentzündung, sowie Veränderungen der Blut- und Leberwerte. Schon vor zwei Jahren waren die Nebenwirkungen das Hauptproblem für das negative Votum: In Versuchen mit Ratten waren karzinogene und teratogene Effekte beobachtet worden, die laut Teva aber in den klinischen Studien mit Untersuchungszeiträumen von bis zu sieben Jahren nicht auftraten. Die EMA sah die Bedenken dagegen nicht ausgeräumt, zumal beide Effekte erst mit Zeitverzögerung nachweisbar seien." (21)

Die EMA (European Medicines Agency) hatte eine negative Beurteilung gegen die Marktzulassung von Laquinimod im Januar 2014 abgegeben. Begründet wurde diese Entscheidung mit Nebenwirkungen, welche der Wirkstoff bei der Langzeitanwendung in Tierversuchen zeigte. Dazu zählte eine erhöhte Krebsrate sowie Schädigungen am Nachwuchs, wenn Laquinimod während der Schwangerschaft eingenommen wurde.
Diese Nebenwirkungen konnten auch beim Menschen nicht ausgeschlossen werden, zumal der Wirkmechanismus von Laquinomod nicht geklärt gewesen ist. „Die Vorteile würden die Risiken nicht ausgleichen". (2)

Im Januar 2016 musste Teva einen weiteren Rückschlag veröffentlichen. Gleich in zwei klinischen Studien musste eine Gruppe die Behandlung abbrechen. Acht

Patienten hatten unter Dosierungen von mehr als 1,2 mg (täglich) schwere kardiovaskuläre Nebenwirkungen gezeigt. (21)

Ansonsten (außer der erfundenen Diagnose „MS") kerngesunde Patienten sind u.a. an Herzinfarkten gestorben! Trotzdem hatte Teva diese Studien mit Laquinimod in 0,6 mg Dosis fortgeführt.

Im Mai 2017 veröffentlichte der Ausschuss für Humanarzneimittel (Committee for Medicinal Products for Human Use):
„Laquinimod: Keine Zulassungsempfehlung"

Der Ausschuss hatte Bedenken hinsichtlich der Ergebnisse aus den Tierstudien, die ein höheres Auftreten von Krebserkrankungen nach langfristiger Exposition gegenüber Laquinimod zeigten, und es wurde festgestellt, dass ein ähnliches langfristiges Krebsrisiko beim Menschen nicht ausgeschlossen werden kann, insbesondere wenn man bedenkt, dass die Wirkweise von Nerventra im Körper unklar ist. (22)

Im Herbst 2017 wurden letztlich alle Laquinimod Studien bei MS Patienten vorzeitig beendet.
Mich ergreift eine ungeheure Ehrfurcht, wenn ein Medikament 13 Jahre Gegenstand der Forschung ist und es der Hersteller dabei noch nicht einmal schafft, herauszufinden wie es im Körper wirkt. Das es außerdem den Forschern dabei anscheinend keinerlei Magenschmerzen verursacht, willenlose Menschen (und arme Tiergeschöpfe) dem Tode zu opfern.

Ja, das nenne ich Spitzen-Forschung!

Immunmodulierende Substanzen sind übrigens auch aus der Krebstherapie bekannt. Sie hemmen die Ausschüttung von entzündungs- oder tumorfördernden Stoffen. Als Nebenwirkung wurden Blutgerinsel bekannt, die zu einer Thrombose oder einer Embolie führen können.

Ein ganz natürlicher Immunmodulator ist, wie bereits erwähnt, die Heilpflanze Echinacea. Leider werden Echinaceahaltige Präparate laut schulmedizinischen Vorgaben bei fortschreitenden Systemerkrankungen wie Tuberkulose, Multiple Sklerose, AIDS und Autoimmunerkrankungen NICHT empfohlen. (16)

Warum wohl?
Vielleicht weil sie wirken, und das ganz ohne Nebenwirkungen?

Zytostatika

Natürliche oder synthetische Substanzen, die das Zellwachstum beziehungsweise die Zellteilung hemmen. In der Immuntherapie kommen geringere Dosen zum Einsatz als bei der Krebstherapie.
Da die Giftwirkung auch gesunde Zellen beeinträchtigt, kommt es zu vielerlei negativen Begleiterscheinungen. Insbesondere die Schleimhaut des Magen-Darmtraktes und das blutbildende Knochenmark sind empfindlich. Fast alle Zytostatika verursachen in unterschiedlichem Ausmaß vorübergehenden Haarausfall, Übelkeit und Erbrechen sowie eine Verminderung der weißen und/oder roten Blutkörperchen im Blut. Darüber hinaus haben die einzelnen Wirkstoffgruppen noch weitere, unterschiedliche Nebenwirkungen, z. B. auf das zentrale Nervensystem. (1)
Einige Zytostatika sind nachgewiesen selbst karzinogen (krebserregend) und mutagen (ergbutschädigend). (1)

Mitoxantron (Ralenova®) ist ein Zytostatika, welches bei der MS zum Einsatz kommt. Mitoxantron lagert sich in die DNA ein und führt zu Quervernetzungen zwischen den DNA-Strängen. Der genaue Wirkmechanismus für diese Indikation (MS) ist noch nicht vollständig geklärt.

Der Wirkstoff vermindere die Sekretion von unspezifischen Zytokinen (Proteine, welche das Wachstum & die Differenzierung von Zellen regulieren) durch CD4-

Zellen (T-Helfer Zellen), verringere die Antikörperproduktion durch B-Zellen, sowie die Myelin-Zerstörung durch Makrophagen (Fresszellen). (3)

Die Nebenwirkungen von Mitoxantron entsprechen in Ausprägung und Schwere im Wesentlichen denen anderer Zytostatika. Die Substanz führt besonders zu kardiovaskulären Nebenwirkungen. (3)

Chemotherapie Nebenwirkungen sind zum Beispiel Übelkeit und Erbrechen, Haarausfall. Eine Chemotherapie führt dazu, dass im Knochenmark weniger Blut gebildet wird. Folglich nimmt die Zahl der weißen Blutkörperchen und der Blutplättchen ab. Die weißen Blutkörperchen spielen eine wichtige Rolle für das Abwehrsystem, die Blutplättchen sind für eine funktionierende Blutgerinnung zuständig. Die Patienten sind daher anfälliger für Infekte und bluten leichter.

Häufig schädigt die Chemotherapie auch die roten Blutkörperchen, wodurch Nebenwirkungen entstehen können. Die roten Blutkörperchen sind im Blut für den Transport von lebensnotwendigem Sauerstoff verantwortlich.
Sind diese Zellen vermindert, können u.a. schwere Erschöpfungszustände auftreten. Mediziner nennen diese Beschwerden "Fatigue". (2)

Nach diverser Literatur diesbezüglich bin ich sowieso der Meinung, dass die meisten Krebs-Patienten an den Folgen der Chemotherapie versterben und nicht an ihrer Krebserkrankung! Chemotherapeutika zerstören das Immunsystem komplett und nachhaltig. Je nach körperlicher Verfassung halten manche Menschen das ein paar Jahre durch. Andere vielleicht nur ein paar Wochen.

Medikamente mit direkter Wirkung auf die Lymphozyten:

Eine Senkung der weißen Blutkörperchen (Abwehrzellen) mit dem Ziel der Abwehrhemmung und dem daraus folgenden Mangel an Lymphozyten im Blut wird als Lymphopenie bezeichnet.
Bei einer Lymphopenie steigt, wegen des Mangels an Lymphozyten, das Risiko an Virusinfektionen zu erkranken. (1)

Fumarsäuredemethylester (Dimenthylfumarat) -
Handelsname Tecfidera®

Als MS Therapeutika in Deutschland seit Januar 2014 zugelassen. Die Tagesdosis beträgt 480 mg (2 x 2 Kapseln).
Häufige Nebenwirkungen: Hitzegefühl & Hautrötungen, Durchfall, Übelkeit, Bauchschmerzen, vermehrte Eiweißausscheidung im Urin.

Der Wirkmechanismus von Dimenthylfumarat bei MS ist nicht vollständig bekannt. Die jährlichen Kosten des Medikaments pro Patient: ca. 28.000 Euro. (4)

Durch die Einnahme von Tecfidera kommt es kommt es zu einem leichten bis deutlichen Abfall der Lymphozyten. Das Absetzen der Medikation wird empfohlen, wenn die Werte für die Lymphozyten wiederholt unterhalb von 500/µl gemessen werden. (5)

Das Hauptrisiko der Lymphopenie:
Die PML (Progressive Multifokale Leukoenzephalopathie).

Die Produktinformation des Multiple-Sklerose-Präparats Tecfidera® (Dimethylfumarat) muss in den USA seit 2015 einen Hinweis auf das Risiko einer (PML) enthalten. Zu dieser Maßnahme sah sich die US-amerikanische Gesundheitsbehörde FDA nach dem PML-Todesfall einer MS-Patientin veranlasst, die mit dem Medikament von Biogen Idec behandelt worden war. (6)

Die Arzneimittelkommission der deutschen Ärzteschaft (AkdÄ) mahnte 2015 in einer Drug Safety Mail, Patienten mit Multipler Sklerose (MS) oder Psoriasis unter Behandlung mit Dimethylfumarat engmaschig zu überwachen. Hintergrund sind bislang elf Fälle einer progressiven multifokalen Leukenzephalopathie (PML), welche unter Dimethylfumarat in Deutschland auftraten.

Einer PML geht meist eine längerfristige, schwere Lymphopenie voraus, weshalb die Blutwerte der Patienten regelmäßig kontrolliert werden müssen. (19)

Da die Wirkung von Dimethylfumarat vor allem auf seinen immunmodulierenden und entzündungshemmenden Eigenschaften beruht, kann der Wirkstoff Infektionen Viraler und Bakterieller Art begünstigen.

Nach dem Tod einer deutschen MS Patientin (unter Tecfidera Therapie) infolge einer Lungenentzündung fordern Fachleute der Deutschen Gesellschaft für Neurologie (DGN) eine deutlich engere Überwachung, als vom Hersteller angegeben.

Alle sechs bis acht Wochen seien Blutkontrollen zur Bestimmung der Zellzahlen für Leukozyten und Lymphozyten bei Dimethylfumarat und anderen MS Medikamenten unverzichtbar. Die Hersteller von vielen MS Medikamenten weisen lediglich die Notwendigkeit eines halbjährlichen Bluttests aus. (7)

In der nicht-medizinischen Verwendung wird Dimethylfumarat als Biozid zur Behandlung von Kleidung, Schuhen und Möbeln gegen Schimmelpilzbefall eingesetzt. Seit dem 1. Mai 2009 gilt in der gesamten EU allerdings ein Verwendungsverbot als Biozid wegen gehäufter Auslösung allergischer Reaktionen. (1)

Wenn ich das lese, dann wundern mich Nebenwirkungen wie Magen-Darm-Probleme, plötzliches Hitzegefühl (Flush), sowie die Gefahr eines akuten Nierenversagens (19) überhaupt nicht!

Und schlau ist der Hersteller von Tecfidera (Biogen) auch: Er ordnet die Einnahme wie folgt an: Am Tag 1 bis 7 (Anfangsdosis) 120 mg morgens und 120 mg abends. Ab der zweiten Woche dann morgens und abends je 240 mg. Das ganze unbedingt mit einer Mahlzeit!

Wahrscheinlich waren in den Vorstudien ohne gleichzeitige Nahrungsaufnahme, also Verdünnung der Biozid-Gift-Konzentration im

Mageninhalt die Abwehrreaktionen des Körpers zu heftig. Erbrechen und Durchfall ist keine Erkrankung! Es ist die natürliche Selbstreinigung des Körpers um solche Gifte sofort auszuscheiden!

Fingolimod – Handelsnahme Gilenya ®

In Deutschland seit März 2011 zugelassen, handelt es sich um die synthetische Nachbildung eines Pilzes (Wirkstoff = Myriocin).
Fingolimod senkt die Zahl der Lymphozyten in der Blutbahn, in dem es diese (B- und T- Zellen) in die Lymphknoten zurückdrängt.
Die Tagesdosis beträgt 0,5 mg (1 Kapsel), die jährlichen Kosten des Medikaments pro Patient betragen ca. 27.000 Euro. (4)

Bekannte Nebenwirkungen: Influenzavirusinfektionen, Kopfschmerzen, Durchfall, Rücken- schmerzen, Herpesvirusinfektionen, Lymphopenie, Leukopenie, Depression, Schwindel, Migräne, verschwommenes Sehen, Augenschmerzen, Bradykardie, AV-Block, Hypertonie, Atemnot, Husten, Ekzeme (4)

Patientinnen, welche Fingolimod einnehmen, werden nach strengen Vorschriften darüber aufgeklärt, dass sie unter diesem Medikament niemals Schwanger werden dürfen. In Tierversuchen wurden schwere Erbgutschäden festgestellt

Hat den Medizinern eigentlich schon mal jemand gesagt, dass das Erbgut nicht „nur" zur Zeugung von Kindern da ist? Erbgutschäden sind nachweislich ursächlich für die Entstehung von Krebszellen!

„Rote Hand Briefe"
Von pharmazeutischen Unternehmen versandte Briefe, mit denen die

Fachkreise über neu erkannte, bedeutende Arzneimittelrisiken und Maßnahmen zu ihrer Minderung informiert werden. (8)

Speziell bei Gilenya® finden wir hier:

20.01.2016: Die Novartis Pharma GmbH informiert über Risiken für das Immunsystem. Bei mit Fingolimod behandelten Patienten wurden Nebenwirkungen beobachtet wie Basalzellkarzinom, progressive multifokale Leukenzephalopathie und weitere opportunistische Infektionen (Infektionen durch Erreger – Viren, Bakterien, Pilze, Parasiten) - einschließlich des zentralen Nervensystems.
Viren wie Herpes oder Zoster, aber auch Bakterien können eine Entzündung des Gehirns oder der Hirnhaut durch Immun- suppression unter Fingolimod verursachen.

04.05.2015: Novartis berichtet über die erste Progressive Multifokale Leukoenzephalopathie (PML) bei einem MS-Patienten, der mit Gilenya behandelt wurde.

15.11.2013: Novartis informiert über zwei mit Gilenya® behandelte Patienten, die infolge eines hämophagozytischen Syndroms gestorben sind.
„Hämophagozytisches Syndrom" bedeutet eine lebensbedrohliche massive Entzündungsreaktion, welche im Zusammenhang mit Infektionen (primär oder durch Reaktivierung von früheren Virusinfektionen), Krebserkrankungen, oder verschiedenen Autoimmunerkrankungen beschrieben wurde. Hauptsymptome sind anhaltendes, antibiotikaresistentes Fieber, massive Leber und Milz-Vergrößerung und eine starke Verminderung aller Blutzellen.

PML – Die zunehmend häufiger als unerwünschte Nebenwirkung von Immunsuppressiven Medikamenten genannte PML ist eine durch Viren verursachte ZNS Erkrankung.

Die Progressive Multifokale Leukencephalopathie steht für eine akut fortschreitende krankhafte Veränderung der weißen Hirn Substanz durch Entzündungen. Durch den Virus werden die Myelinscheiden zerstört.

Komisch, sollten die „MS Therapeutika" nicht gerade DAS verhindern?

Hervorgerufen wird diese PML durch den sogenannten JC Virus, zur Gattung der Polyomaviren gehörend. Dieser nistet sich fast ausschließlich bei stark abwehrgeschwächten Personen ein und führt durchschnittlich innerhalb von 3 bis 20 Monaten zum Tod. (1)
Ein erhöhtes Risiko für eine PML Infektion ergibt sich (angeblich) aus dem Vorliegen von anti-JCV-Antikörpern. Ein Ansteigen des Gehalts an Anti-JCV Antikörpern kann laut Forschern ein erhöhtes Risiko bedeuten, an PML zu erkranken.

Nicht nur die Überwachung der Antikörper im Serum, auch ein ständige MRT Kontrollen sollen das Risiko der PML Erkrankung mindern.
Bei Verdacht auf PML soll ein Test auf JC-Virus DNA im Liquor erfolgen (mittels Lumbalpunktion).

Monoklonale Antikörper = Eiweiße, die körperfremde und manchmal auch körpereigene Strukturen als "Feind" erkennen und unschädlich machen.
„Mabs" Monoclonal Antibody (monoklonaler Antikörper) werden in jüngster Zeit in der Presse häufig als eine Art Wundermittel im Kampf gegen Krankheiten wie Krebs, Morbus Crohn aber auch MS beschrieben.

Inzwischen ist nachgewiesen, dass es sich bei MS um eine Autoimmunkrankheit handelt, bei der sich das Immunsystem aufgrund einer Fehlsteuerung gegen körpereigene Strukturen richtet.
So genannte Lymphozyten und Monozyten sind für die Entstehung der entzündlichen Reaktionen an den Nervenfasern verantwortlich. (9)

Sie erkennen das Myelin, die Schutzhülle der Nervenfasern fälschlicher Weise als "Feind" und greifen es deshalb an. Um an den Ort des Geschehens zu gelangen, müssen sie zuvor die Blut-Hirn-Schranke des Gehirns überwinden. Warum dieser eigentlich sichere Schutzwall für die Leukozyten durchlässig wird, ist bis heute noch nicht vollständig geklärt. (9)

Hören denn die Lügen niemals auf?

An dieser überwindlich gewordenen Blut-Hirn-Schranke setzen Monoklonale Antikörper an. Die Wanderung der „aggressiven" Immunzellen in das zentrale Nervensystem wird verhindert. (9)

Sind sie wirklich „aggressiv" oder folgen sie nur ihrer natürlichen Bestimmung?

Die Wanderung der Immunzellen in das ZNS wird unterbunden durch:

→ Eine Blockade von Rezeptoren an der Zelloberfläche -> die Zellen werden markiert und bewegungsunfähig gemacht.

→ Oder: Das vernichten angeblich „böser" Zellen – das abtöten von körpereigenen Immunzellen.

Im Allgemeinen rühmen sich Forscher und Ärzte damit, dass durch Antikörper-Infusionen Millionen bis Milliarden „schlechter Immunzellen" abgetötet werden. Hat der Mensch, der über das Leben auf dieser Erde überhaupt gar nichts verstanden hat, das Recht Immunzellen, welche für uns Lebenswichtig sind, nach „gut" oder „schlecht" zu unterscheiden?

Beispiele für diese Antikörper sind Daclizumab, Infliximab, Ocrelizumab, Natalizumab, Rituximab, Alemtuzumab.

Bekannte Nebenwirkungen dieser Antikörper: Sie erhöhen das Infektionsrisiko (nicht nur Atem & Harnwegsinfekte, auch schwerste Infektionen wie die PML), führen zu Erschöpfung, Müdigkeit und Leberschädigung.

Als Kontraindikation (Anwendungsverbot) der Antikörper wird genannt: Immunschwäche, Krebserkrankungen, Infektionskrankheiten, Mangelernährung. (10)

Komisch, für meinen Wissensstand stellt die MS eine erzeugte Immunschwäche (siehe Kapitel Ursachen) dar...

Natalizumab – Handelsname Tysabri®

Dieser Antikörper hemmt die Einwanderung von Leukozyten in Entzündungsherde. Der Wirkstoff blockiert die Rezeptoren auf der Zelloberfläche. Die Abwehrzellen werden somit daran gehindert, in bereits entzündete Gebiete vorzudringen, indem die Gefäßwand um das entzündliche Gebiet für diese Abwehrzellen unpassierbar gemacht wird.

Seit Juni 2006 in Deutschland zugelassen, erhalten MS Patienten 300 mg alle 4 Wochen als Infusion. Die Medikamentenkosten pro Patient pro Jahr belaufen sich auf ca. 25.000 Euro. (4)

Als mögliche Nebenwirkung wird ein erhöhtes Risiko einer Virusinfektion des Gehirns PML genannt. Das Risiko steigt mit der Behandlungsdauer, insbesondere bei langfristiger Behandlung über 2 Jahre hinaus. Ebenso steigt das Risiko durch eine vorrangegangene Behandlung mit anderen Immunsuppressiva vor der Anwendung von Tysabri (11)

Wie bei Gilenya verhält es sich auch unter Tysabri mit dem JC Titer: Je höher der anti-JCV-Antikörper Nachweis im Serum, desto höher ist das Risiko an einer PML zu erkranken. Speziell bei Tysabri Patienten mit einen positiven JC-Titer < 1,5 werden MRT Kontrollen alle 3 bis 6 Monate angeraten.

Schwangerschaft & Tysabri?
Aus klinischer Erfahrung weiß ich, dass Patientinnen mit Kinderwunsch eine Tysabri Therapie angeraten wird – weil diese wohl die beste Alternative zu anderen Medikamenten in der MS Therapie darstellt.

• • •

Lese ich nun folgendes in der Fachinformation dieses Medikamentes wird mir schlecht:

Tierexperimentelle Studien haben eine Reproduktionstoxizität (Giftstoff - der eine Beeinträchtigungen von Sexualfunktion und Fruchtbarkeit bei Mann und Frau sowie Entwicklungstoxizität bei den Nachkommen aufweist) gezeigt.

Wenn eine Frau unter der Anwendung von TYSABRI schwanger wird, sollte das Absetzen des Arzneimittels in Erwägung gezogen werden.

Eine Nutzen-Risiko-Abwägung bezüglich der Anwendung von TYSABRI während der Schwangerschaft sollte den klinischen Zustand der Patientin und das mögliche Wiederkehren der Krankheitsaktivität nach Absetzen des Arzneimittels mit einbeziehen.

Ein abgeschlossenes TYSABRI - Schwangerschaftsregister umfasste 355 Schwangerschaften mit verwertbarem Ausgang. Es gab 316 Lebendgeburten, von denen bei 29 Geburtsfehler gemeldet wurden. Sechzehn von diesen 29 wurden als schwere Fehlbildungen eingestuft.

Die Fehlbildungsrate entspricht den Raten anderer Schwangerschaftsregister mit Beteiligung von MS-Patienten. Es gibt keine Anzeichen für ein spezifisches Muster von Geburtsfehlern unter TYSABRI.

Stillzeit: Natalizumab wird in die Muttermilch ausgeschieden. Es ist nicht bekannt, ob Natalizumab Auswirkungen auf Neugeborene oder Kinder hat. Das Stillen soll während der Behandlung mit TYSABRI unterbrochen werden. (11)

Es ist unfassbar! Bei Tieren als entwicklungsgiftig eingestuft dürfen die Frauen Kinder gebären, da „nur" fast jedes zehnte Kind einen Entwicklungsfehler vorweist. Die weitere Gabe des Medikamentes während der Schwangerschaft ist laut Herstellerangaben genauso fragwürdig (eher untersagt), wie das Stillen.

Und was wird ihnen als MS-Patientin mit Kinderwunsch empfohlen? Tysabri!

Doch es wird noch schlimmer: Als Folge der eingeschränkten Abwehrreaktion folgt eine erhöhte Anfälligkeit für Krebserkrankungen!

Bei der Antikörpertherapie werden die Abwehrzellen daran gehindert, in Entzündungsherde einzudringen um dort ihre notwendige, programmierte Arbeit zu verrichten. Dadurch können sich Krebszellen ohne Gegenwehr einnisten und vermehren.

Alemtuzumab – Handelsname Lemtrada®

Dieser Wirkstoff war seit 2001 zur Behandlung der chronisch lymphatischen Leukämie unter dem Namen MabCampath® zugelassen.
Im August 2012 wurde das Medikament von Genzyme (Sanofi) vom europäischen Markt zurückgenommen, um einen neuen Genehmigungsantrag für die Gabe von Alemtuzumab bei MS zu stellen.
Im September 2013 wurde Lemtrada® zur Behandlung der Schubförmigen MS in Europa zugelassen. (1)

„Was tun, wenn man bemerkt, dass ein Leukämie Medikament noch viel mehr Umsatz bringen würde, wenn es stattdessen als Mittel gegen MS zugelassen wäre?" Die Pharmafirma Genzyme wollte sich das Blockbuster Potenzial ihres Wirkstoffes Alemtuzumab jedenfalls nicht entgehen lassen. (11)

Proteste ließen nicht lange auf sich warten: Finanzielle Interessen würden „in bisher nicht dagewesener Weise" vor das Patientenwohl gesetzt. Der Markt für MS Arzneien ist lukrativ: in Deutschland leben derzeit 130000 Patienten, jährlich kommen rund 2500 Neuerkrankte hinzu. (11)

Nach Markteinführung als MS Therapeutika im Juli 2013 in Europa sind die Kosten im Vergleich zum früheren Präparat MabCampath® um das 40-fache gestiegen! (1)

2012 MabCampath® = 22 € / mg

2014 Lemtrada® = 888 € / mg

Die Standarttherapie der Leukämie mit MabCampath® sah eine Mindestgabe von 43 mg und maximale Behandlung von (durchschnittliche Behandlung mit 810 mg) 1080 mg vor. (13)

Demzufolge lag die Einnahme im Jahr 2012 bei etwa 18.766 € pro Patient (946 € bis maximal 23.760 €).

Die Standarttherapie der MS sieht eine Gabe von 60 mg vor, gefolgt von einer Aufdosierung nach einem Jahr mit 36 mg. Weitere Aufdosierungen mit 36 mg sind bei sehr schweren Verläufen jährlich möglich. (13)

Die Einnahme im Jahr 2014 lag demnach bei etwa 53.280 € im ersten Jahr & 31.968 € für die Pflichtaufdosierung im zweiten Jahr, sowie optionalen weiteren 31.968 € pro Gabe pro Patient.

Als Folge der Lemtrada "Therapie" leiden die Patienten meist in den ersten 4 Jahren unter einer starken Verminderung aller Blutzellen.

Durch die Verminderung der Abwehrzellen (weiße Blutkörperchen) folgt eine enorme Abwehrschwäche es kommt sehr häufig zu bakteriellen Krankheiten wie Infektion der Atemwege, Harnwegsinfektionen; Viruserkrankungen wie Herpes Zoster; Pilzerkrankungen wie orale Candidose und vaginale Candidose. (13)

Die Blutzellenverminderung bei den Thrombozyten (Blutplättchen) ist eher selten, dafür aber umso dramatischer:

Die Blutgerinnung wird gestört, es kommt zu Schleimhaut-blutungen (starke Menstruation, starkes Nasenbluten), urogenitale Blutungen, zahlreichen Hämatomen (blaue Flecke) und das Risiko für innere Einblutungen, ua. in das Gehirn, steigt. Als Folge verstärkten Blutverlustes kann sich eine Eisenmangelanämie entwickeln.

Eine besonders aggressive Form ist die sogenannte Immunthrombozytopenie.

• • •

Hier richten sich körpereigene Antikörper gegen die Thrombozyten und lassen diese von den Abwehrzellen in Richtung Milz abtransportieren, wo sie vorzeitig abgebaut werden.

Sehr sarkastisch empfinde ich die „Therapieempfehlung" dieser medikamentenverursachten Autoimmunerkrankung. Die Leitlinien sehen vor, dass zu Beginn primär Steroide wie Prednisolon oder Dexamethason zum Einsatz kommen.

Zweite Wahl ist die „Splenektomie". Die Milz baut Zellen ab, die vorher von den Abwehrzellen markiert wurden, weil diese ihr Lebensalter erreicht haben und neuen Zellen weichen müssen. Durch die Antikörperangriffe werden die Zellen vorzeitig zum Sterben markiert. Die Milz ist also gar nicht Schuld am Schlammassel, wird aber einfach herausgeschnitten, also „ektomiert".

Wenn das dann immer noch nicht hilft, folgen Behandlungen mit Giften wie Rituximab, Azathioprin, Vincristin, Cyclophosphamid, Ciclosporin, Mycophenolat.
Als „unwirksame oder nicht indizierte Therapie" wird u.a. Vitamin C genannt !
(17)

Ich bin wirklich sehr beeindruckt über so viel Dummheit und Dreistigkeit, verpackt als schulmedizinische Wundertüten-Therapie.

Eine weitere Folge der Lemtrada „Therapie" ist bei über 50 % aller Patienten eine Schilddrüsenstörung. Die Hormone der Schilddrüse sind für den gesamten Organismus lebensnotwendig.
Sie regulieren u.a. die Funktionen von Herz, Magen und Darm, sowie die Reifung des Gehirns. Nun produziert der Körper auf einmal (einfach so, und die Mediziner wissen auch nicht warum...) Antikörper gegen die Schilddrüse, welche zur Überreaktion führen.
Das nennt sich dann Morbus Basedow.
Die Symptome der Hyperthyreose sind ua. hoher Blutdruck, Herzrasen,

übermäßiges Schwitzen, Gewichtsabnahme und Exophtalmus (hervortreten der Augäpfel). (18)

Mit schilddrüsenhemmenden (thyreostatischen) Medikamenten wird nun versucht die Schilddrüse zu besänftigen.

Die Patienten müssten teils Jahre den traurigen Tanz zwischen der autoimmunen Überreaktion und der medikamenteninduzierten Unterfunktion ertragen. Mit heftigsten Symptomen beider Arten.

Wenn die Schilddrüse dann immer noch keine Ruhe gibt, dann folgt die „Thyreoidektomie".

Die Schilddrüse wird herausgeschnitten *(ja, das können sie...)* und die Patienten sind ein Leben lang auf künstlich hergestellte Hormone (L-Thyroxin) angewiesen.

Daclizumab – Handelsname Zinbryta®

Nach Diversen klinischen Studien mit tausenden Patienten seit 2010 wurde Daclizumab im August 2016 zugelassen. Die Patienten erhielten einmal monatlich eine Dosis von 150 mg s.c. (unter die Haut) gespritzt. Kosten pro Patient pro Monat: 2.138,56 €

Daclizumab, ist ein monoklonaler Antikörper, der an T-Zellen bindet. Die T-Zellen sind ein Teil des Immunsystems. Sie werden durch Interleukin-2-aktiviert. Interleukin -2 ist ein körpereigenes Signalprotein. Dadurch dass Daclizumab an die T-Zellen bindet, wird das Interleukin-2 blockiert. (14)

Diesen Absatz muss man sich 10 mal durchlesen um ihn zu verstehen: Wie beim Natalizumab verhindert Daclizumab ein Einwandern von weißen Blutkörperchen in Entzündungsherde des Körpers.

Das Interleukin-2 wird nicht ohne Grund „Signalprotein" genannt: Dieses Eiweiß erkennt als erstes fremde Eiweiße in den eigenen Reihen. Oft sind dies Krebszellen! Durch Mab´s (Monoklonale Antikörper) wird das wichtige Signaleiweiß blockiert.

Dies soll helfen, den Entzündungsherd im Gehirn (bei MS) einzudämmen. Vielleicht wäre es besser, der Ursache des Entzündungsherdes auf die Schliche zu kommen?

Es ist wie bei Tysabri: Ein Einwandern von Abwehrzellen in die Brennpunkte des Körpers wird verhindert. Den tagtäglichen Kampf gegen die Krebszellen kann das Immunsystem auf Dauer nicht gewinnen!

So viel zum Basiswissen.

Aus praktischer Erfahrung kann ich bestätigen, dass DAC Entzündungen im Gehirn verringern vermochte, doch die Entzündungen suchten sich andere Wege. Mehr als die Hälfte der Patienten bekamen unter dieser Therapie massive Hautausschläge. Nässende oder trockene, juckende Ekzeme, teils am ganzen Körper. Und wie wurde das schulmedizinisch behandelt?
Mit kortisonhaltigen Salben und Cremes wurde die Entzündung in den Körper zurückgedrängt.
Naturheilkundlich sind solche unterdrückungs- "Therapien" die Ursache des Teufelskreises von Allergie, Asthma und sogar Epilepsie!

Nun zum traurigen Verlauf von Daclizumab seit dem Frühjahr 2018:

Die Pharmazeutische Zeitung online schrieb am 02.03.2018
„Daclizumab: Hersteller verzichtet auf Zulassung"

Was gibt es hier auf eine Zulassung zu verzichten, wenn das Medikament bereits auf dem Markt ist? Klingt aber besser, als vom Markt zurückgezogen...

Aufgrund schwerer Nebenwirkungen verzichtet Hersteller Biogen auf die Zulassung seines Multiple-Sklerose-Mittels Daclizumab (Zinbryta®). (19)
Auslöser sind neue Meldungen über acht Patienten mit immunvermittelter Enzephalitis oder Enzephalopathie, davon sieben Patienten in Deutschland,

meldet das Paul-Ehrlich-Institut. Biogen ruft nun alle Chargen des Arzneimittels zurück. PEI und die Europäische Arzneimittelbehörde EMA empfehlen, keine Patienten neu mit Zinbryta zu behandeln und alle behandelten Patienten so schnell wie möglich zu kontaktieren, um den Antikörper abzusetzen und alternative Therapieoptionen zu besprechen. Da das Arzneimittel eine lange Halbwertzeit hat, müssen die behandelten Patienten entsprechend der Fachinformation noch über einen gewissen Zeitraum nachbeobachtet werden. Bereits 2017 wurde die Zulassung von Zinbryta eingeschränkt, da es unter der Therapie zu lebensbedrohlichen Fällen von Leberentzündungen (Autoimmun-hepatitis) gekommen war. Der Antikörper gilt seitdem nur noch als Reservemittel, wenn MS-Patienten auf mindestens zwei krankheits-modifizierende Therapien nicht ausreichend angesprochen haben oder eine entsprechende Behandlung kontraindiziert ist. (19)

Bereits 2017 ist eine junge Frau innerhalb von wenigen Tagen an akuten Leberversagen durch Leberzersetzung, hervorgerufen durch DAC gestorben. In England wurde daraufhin kein neuer Patient auf DAC eingestellt. In Deutschland wurde fröhlich weiter gespritzt.

Zu dieser tödlich verlaufenden Autoimmunhepatitis veröffentliche Biogen Ende 2017 einen sogenannten Rote Hand Brief (wichtige Mitteilung an alle Ärzte).

Beim Paul Ehrlich Institut gab es am 8.3.2018 zu lesen:
Der Zulassungsinhaber von Zinbryta, Biogen Idec Ltd., hatte bereits am 01.03.2018 mitgeteilt, dass er eigenverantwortlich auf die Zulassung von Zinbryta verzichte und einen Rückruf des Arzneimittels initiiere. Nun hat auch die EMA das Ruhen der Zulassung und den sofortigen Rückruf des Multiple-Sklerose-Medikaments Zinbryta (Daclizumab) empfohlen, nachdem weltweit insgesamt zwölf Berichte über schwere entzündliche Erkrankungen des Gehirns (Enzephalitis und Meningoenzephalitis) bekannt geworden waren.
Inzwischen sind vier Patienten verstorben. Die meisten Fälle traten innerhalb von acht Monaten nach Beginn der Behandlung auf.

Die derzeit verfügbare Evidenz weist auf ein Risiko für schwere entzündliche Hirnerkrankungen infolge autoimmunbedingter Reaktionen im Zusammenhang mit der Behandlung mit Zinbryta hin. Die vorliegenden Daten deuten außerdem darauf hin, dass Zinbryta mit anderen immunvermittelten Erkrankungen wie Blutbildveränderungen, Thyreoiditis oder Glomerulonephritis in Verbindung gebracht werden könnte. (20)

Hier spricht man schon von 12 Fällen der schweren Gehirnentzündung. Und das wird vielleicht gerade mal die Spitze des Eisbergs sein.
Aus meiner Erfahrung mit klinischen Studien kann ich folgendes bestätigen:

Nur wenn der Arzt in Studien und Nachbeobachtungsregistern angibt, dass eine (neue) Begleiterkrankung mit dem Studienmedikament im Zusammenhang steht, oder stehen könnte, dann wird die „Unerwünschte Nebenwirkung" in das Nachverfolgungsregister und später in den Beipackzettel aufgenommen.

Zu etwa 90% dokumentieren die Ärzte: "NEIN" es hat keinen Zusammenhang mit dem Studienmedikament.
Vielleicht, weil sich der Arzt keine Gedanken über die Folgen des Wirkmechanismus macht?

Jeder sieht nur sein Fachgebiet und schaut schon seit vielen Jahren nicht mehr über den sogenannten Tellerrand hinaus. Den komplexen Gesamtorganismus zu verstehen, dass scheint die Schulmedizin verlernt zu haben.

Im August 2018 veröffentlichte Biogen einen weiteren „Rote Hand Brief" zu Daclizumab: Es wurde über schwere Enzephalitis Fälle (auch mehrere Monate nach Absetzen des Medikamentes) berichtet und Ärzte für eine 12-monatige Überwachung der ehemaligen DAC Patienten sensibilisiert.
Im Brief wurde ebenfalls nochmals erwähnt, dass „Zinbryta® im März 2018 aus dem europäischen Markt zurückgerufen wurde, nachdem schwerwiegende und potentiell tödlich verlaufende entzündliche Erkrankungen des Gehirns (einschließlich Enzephalitis und Meningoenzephalitis), der Leber und anderer

Organe bei Patienten unter der Behandlung mit Zinbryta® bekannt geworden sind". (27)

Ich frage die Pharma-Industrie: *Wie viele Opfer wollt ihr noch?*

Durch Ursachen, die kein Patient erfahren darf entstehen Entzündungen im Gehirn, die mit Medikamenten behandelt werden, von denen nicht einmal die Wissenschaftler verstehen, wie und warum sie funktionieren und dann lösen diese Medikamente eine Gehirnentzündung aus, an der Patienten sterben!

Ocrelizumab – Handelsname Ocrevus®

Im Januar 2018 in Deutschland zugelassen, eliminiert dieser Antikörper eine ganz bestimmte Art von Abwehrzellen.

Vor allem CD20-positive B-Zellen, bestimmte Reifungsstufen der B-Zellen, scheinen bei den Entzündungen und Schädigungen eine wichtige Rolle zu spielen. Ocrelizumab richtet sich selektiv und gezielt gegen diese CD20-positiven B-Zellen. Vorläuferzellen und ausdifferenzierte Plasmazellen, die für die Antikörperbildung bzw. Infektabwehr zuständig sind, bleiben intakt.

Die häufigsten Nebenwirkungen, die mit Ocrevus® in allen Phase-III-Studien assoziiert wurden, waren Infusionsreaktionen und Infektionen der oberen Atemwege, aber auch teilweise Tumorbildung. (23)

Das Medikament unterliegt einer zusätzlichen Überwachung durch das BfArM, da „nur unzureichende Daten zu seiner Langzeitanwendung vorliegen". (24)

Das Medikament wird aller 6 Monate, 600 mg, als Infusion verabreicht. Nur zu Beginn der Behandlung gibt es die Dosis aufgeteilt zu je 300 mg alle 2 Wochen, ebenfalls aller 6 Monate.

Epochtimes schrieb zu Ocrevus im Februar 2018:

„Big Pharma und die Milliarden:" Krankenkassen zahlen jetzt 30.000 statt 3.000 Euro pro Medikament.

Wer die Nervenkrankheit Multiple Sklerose (MS) hat, konnte bisher auf das Medikament „Rixathon" des Pharmaherstellers Roche zurückgreifen – Kostenpunkt: Rund 3.000 Euro jährlich. Doch damit ist jetzt Schluss, denn seit Anfang Februar ist ein neues Roche-Mittel mit dem Namen „Ocrevus" in Deutschland erhältlich – für stolze 33.000 Euro.

Doch die neue Substanz unterscheidet sich laut einer schwedischen Studie kaum von der Substanz „Rituximab", die im altbewährten Medikament „Rixathon" zu finden ist und MS-Patienten bereits seit vielen Jahren verschrieben wird.

So sei der 20 Jahre alte Wirkstoff „Rituximab" bei der Behandlung von MS-Patienten sehr erfolgreich und zeige im Vergleich zu neueren Substanzen keine großen Nebenwirkungen, heißt es in der Studie, die am 8. Januar dieses Jahres veröffentlicht wurde.

Roche sieht es anders. Gegenüber dem ARD-Politikmagazin „Kontraste" erklärte das Unternehmen: „Ocrelizumab" sei bei einer längerfristigen MS-Behandlung wirksamer und verträglicher, als das alte Mittel, und es gebe „weniger Infusionsreaktionen". (25)

Dazu der Focus: Während die alte Therapie pro Patient 3000 Euro kostete, ist es nun das 11-fache. Beide Wirkstoffe stammen von Roche, doch für den alten „Rituximab" ist das Patent abgelaufen.

Für den neuen Wirkstoff, der sich vom alten nicht wesentlich unterscheide, gebe es nun ein neues Patent – und Roche kann an der Preisschraube drehen. Nur noch das teure Medikament ist zugelassen.

Problematisch für Ärzte und Krankenkassen sei jedoch, dass das alte Mittel zwar seit Jahren für die Behandlung von Multipler Sklerose eingesetzt wird, dafür aber gar nicht gedacht gewesen sei.

Als MS-Medikament habe es nie eine Zulassung gehabt, die Verwendung sei Ärzten aber erlaubt gewesen.

Roches neues MS-Medikament habe nun jedoch eine offizielle Zulassung. Krankenkassen sind laut „Kontraste" deshalb verpflichtet, nur noch das neue Medikament zu erstatten: Damit steigen die Kosten pro Patient von 3000 auf 33.000 Euro – was eine Steigerung um zwei Milliarden Euro im Jahr bedeute. Für Roche ist das ein gutes Geschäft. (26)

In der offiziellen Patientenbroschüre von Roche lesen wir u.a. „MS und die Rolle von T- und B-Zellen": Lange hatte man in erster Linie T-Zellen als Angreifer der Nervenfasern im Visier. Nun zeigen neueste Erkenntnisse, dass auch B-Zellen (CD20 positive Zellen) eine wichtige Rolle bei MS spielen. Gemeinsam verursachen sie eine Vielzahl von Entzündungsprozessen, die Schäden an der Myelinschicht hervorrufen. (24)

Können sie mittlerweile die Lügen selbst zwischen den Zeilen lesen? Naturgegebene Abwehrzellen sind keine Angreifer! Sie folgen ihrer Bestimmung und wandern dorthin, wo Entzündungen wüten!

Dann wird noch –ganz nebenbei- erwähnt, dass die MS „nicht heilbar ist".

Klar, wenn es keine MS gibt, ist diese auch nicht heilbar. Und alle, die dem riesen Schwindel aufgesessen sind, sollen sich gefälligst auch ein Leben lang ungeheuer teure Medikamente einverleiben lassen.

Heilbar ist das, was die Symptome einer MS auslöst!
Das zusammengewürfelte Hirngespinst und Schreckgespenst, das ist wirklich unheilbar.

Kommen wir im zweiten Teil meines Buches nun zu den Ursachen, den Auslösern der MS Symptome.

L - Die Ursachen

oder: Erwachen Teil 1

Vielleicht hoffen sie jetzt, dass ich ihnen die EINE Ursache der MS nennen kann. Da muss ich sie leider enttäuschen. Genauso vielfältig, wie die Symptome einer MS entstehen, ist natürlich auch das Ursachenspektrum.

Richten wir im Zusammenhang mit Krebs, Multipler Sklerose und anderen Autoimmunkrankheiten unser Augenmerk auf:
Entstehung von Entzündungsreaktionen durch physikalische Reize.

Die direkte Schädigung des Gewebes durch nicht- ionisierende Strahlung oder erhöhter Temperatur (infolge elektromagnetischer Strahlung).

Elektrosmog durch hochfrequente Elektromagnetische Felder:

Für manche Wellenlängen wird heute oft der Begriff "Elektrosmog" verwendet. Dieser umgangssprachliche Begriff bezeichnet das Vorkommen elektromagnetischer Felder in der Umwelt oder auch ihre Auswirkungen auf den Menschen. Konkreter bezieht sich die Diskussion auf niederfrequente (bis 100 Kilohertz) und hochfrequente Felder (von 100 Kilohertz bis 300 Gigahertz).
Bisher noch nicht bestätigt aber unter Verdacht stehen Schäden durch elektromagnetische Felder des Mobilfunks (Handy, WLAN, WiFi, Bluetooth), sowie durch Sendemasten, die notwendig sind um die Mikrowellen zu verbreiten.

Dieser sogenannte Elektrosmog (auch unsichtbare Umwelt- verschmutzung genannt) wird mit vielen Gesundheitsproblemen in Verbindung gebracht: Krebserkrankungen (Leukämie, Hirn- tumore, Augen & Ohrenkrebs), Fehlgeburten, Mißbildungen, Kopfschmerz, chronische Müdigkeit, Schwindel, Autismus, Schlaflosigkeit, Alzheimer u.a. (5)

Der Folge von Membranschäden, den daraus resultierenden Übertritten von unerwünschten Substanzen ins Gehirn und in Folge dessen die Schädigung von Nervenzellen liegt die Zerstörung der Blut-Hirn-Schranke zugrunde.

Die Membranschäden (erhöhte Durchlässigkeit der Kapillaren) ergeben sind durch Temperaturerhöhung und Schwellung im Gewebe. Diese wiederum entstehen durch Entzündungen, welche infolge von Temperaturerhöhung durch hochfrequente elektromagnetische Felder entstehen. (6)

Die Grundlagenforschung beschäftigt sich seit vielen Jahren mit möglichen Auswirkungen der Strahlenbelastung auf das Gehirn. Seit 1977 berichten Studien immer wieder über eine mikrowelleninduzierte Öffnung der Schutzmembran im Gehirn (=Bluthirnschranke).

2003 wies ein Forscherteam nach, dass infolge einer 2-stündigen Bestrahlung mit einem handelsüblichen Mobiltelefon 2 Prozent der Gehirnzellen einer Versuchsratte sichtbar geschädigt wurden. (7)

Auch das Gesundheitsrisiko für Kinder ist sehr hoch: Die Absorption der elektromagnetischen Energie in einem Kinderkopf ist beträchtlich höher als in dem eines Erwachsenen. Kinder sind der schädlichen Strahlung von Handys viel intensiver ausgesetzt. Kinder unter 16 Jahren sollten eigentlich nicht telefonieren, da sie von ihren körperlichen Anlagen noch nicht ausgereift sind. (7)

Krebsrisiko durch elektromagnetische Felder?
In den 80er Jahren deuteten epidemiologische Studien auf ein erhöhtes

Leukämierisiko bei Kindern hin, die in der Nähe von Hochspannungsleitungen wohnten. Seitdem sind die gesundheitlichen Auswirkungen elektromagnetischer Felder auf den Menschen immer wieder Forschungsthema.

Bisher geht die Weltgesundheitsorganisation WHO davon aus, dass ein Krebsrisiko oder andere gesundheitliche Beeinträchtigungen durch diese Frequenzen nicht belegt, aber auch nicht sicher ausgeschlossen sind. Aus diesem Grund hatte die der Weltgesundheitsorganisation WHO zugehörige Organisation für Krebsforschung (IARC) 2001/2002 das potenzielle Risiko für elektromagnetische Felder auf die Stufe – 2b heraufgesetzt. (8)

Stufe 2b bedeutet „möglicherweise oder auch vielleicht krebserregend".
In diese Kategorie wurden die ersten Handys eingestuft.
Bereits Ende der 90er Jahre erreichten einige Mobiltelefone einen Strahlungswert, welcher 10fach höher war als ein Mikrowellenofen - und das direkt am Kopf! (10)

Strahlungsschäden durch Mobiltelefone (Handy und Dect-Telefone wurden erstmals 2017 gerichtlich anerkannt. Geklagt hatte ein 60- jähriger Italiener, welcher an einem Gehirntumor erkrankt war.
Die behandelnden Ärzte konnten vor Gericht Beweise dafür liefern, dass elektromagnetische Strahlung, die Zellen dahingehend schädigen kann. Der Tumor war direkt dort aufgetaucht, wo der Kläger normalerweise sein Handy ans Ohr hielt. (11)

Sehr viel stärker strahlen die modernen Smartphones und Iphones. Durch den kabellosen Wahnsinn um WLAN (Wireless LAN bzw. UMTS) und Bluetooth ist der Nutzer einer sehr hohen Dauerbelastung ausgesetzt.

Neue Studien bestätigen die erhöhte Krebsgefahr durch drahtlose Geräte. Aufgrund ihrer Strahlung führen sie zu Stoffwechselstörungen, die wiederum mit der Entstehung von Krebs und neurodegenerativen Krankheiten (Alzheimer und Parkinson) in Verbindung gebracht werden. (12)

Mittlerweise ist anerkannt, dass hochfrequente elektromagnetische Felder zu intensiver Radikalbildung in den Zellen führt, die wiederum Zellschäden und auch Entzündungsvorgänge triggern können. Hier wird auf die neusten Studien der Allgemeinen Österreichischen Unfallversicherungsanstalt (ATHEM II-Report), die Ergebnisse der Krebsstudie der US Regierung (NTP Studie 2016), aber auch die seit 2009 herausgegebenen Übersichtsarbeiten und Warnungen der Europäischen Umweltagentur verwiesen.

In Deutschland herrscht leider ein gefährlicher Lobbyismus der Mobilfunkindustrie und des Staates (Einnahmen alleine beim Verkauf der UMTS Lizenzen von 50 Milliarden Euro), so dass eine objektive Risikobewertung und Schutzmaßnahmen der Bevölkerung behindert werden (18)

Elektromagnetische Felder sind Türöffner für chemische Gifte ins Gehirn: Gepulste elektromagnetische Hochfrequenzfelder mindern die Barrierefunktion der Blut-Hirn-Schranke. Sie erhöhen also die Durchlässigkeit für nervenschädigende Eiweißkörper in Nervenstrukturen hinein. Diese (auch als Troja-Pferd-Effekt bezeichnete) pathologisch erhöhte Durchlässigkeit der Liquorschranke für cerebrotoxische Proteine hängt nicht von der Dauer der Exposition ab, der Effekt tritt sofort ein. (19)

Mikrowellenöfen

Oft verharmlost, wurden jedoch bereits Ende der 80'er Jahre bei Nahrungsaufnahme von Speisen aus der Mikrowelle erschreckende Veränderungen im Blut festgestellt.
Von einem Rückgang der weißen Blutkörperchen (Lymphozyten) und des Hämoglobin (Zuständig für den Sauerstofftransport) wurde berichtet.

Die Zellen der Nahrungsmittel werden zerstört: Durch die Umwandlung elektromagnetischer Feldenergie entsteht Wärme, die Zellmembran verändert sich und geht zugrunde.
Die zerstörten Zellen wandelt unser Körper nicht wie üblich in Wasser und

• • •

Kohlendioxid um, sondern in Wasserstoffperoxid und Kohlenmonoxid. Es folgt ein gesundheitsschädlicher Gärungsprozess. (5)

Russische Wissenschaftler untersuchten den Einfluss der Energiefelder von Mikrowellenherden an die Umgebung bereits in den 70'er Jahren. Sie stellten schädliche Wirkungen auf den Organismus fest (Schädigung des ZNS, Schwindel, Herzflattern).

Der Gebrauch von Mikrowellenherden wurde daraufhin 1976 in der Sowjetunion verboten! (9)

Bei Waffenexperimenten der Sowjetunion wurden Hochfrequente Strahlenwaffen im Frequenzbereich von 900 bis 1800 MHz benutzt.
Als Auswirkungen auf Lebewesen wurden Störungen des Wach- und Schlaf-Rhythmus, Ohrgeräusche, Halluzinationen, Parästhesien, Herzrhythmus-störungen, Hitzewallungen, Mißbildungen von Embyonen und Veränderung der Blut-Hirn-Schranke festgestellt.

Russischen Forschern genügten dazu Intensitäten von 10 mW / cm². Der Grenzwert eines Mikrowellenherdes liegt bei 5 mW / cm². Schwellungen von Nervenzellen (-> Entzündungsreaktion) wurden bereits bei 1 mW / cm² nachgewiesen!

Fazit: Mikrowellenöfen erschaffen ein krebserregendes Strahlenumfeld. Nahrungsmittel, welche in einer Mikrowelle erwärmt werden enthalten nichts Lebendiges mehr. Der Organismus wird mit toter Kost vergiftet.

Wenn sie möchten, probieren sie doch einmal folgendes aus: Nehmen sie sich zwei identische Topfpflanzen *(nicht gerade ihre Lieblingspflanzen – vielleicht hat die Schwiegermutter etwas auf Lager...)*. Die eine Pflanze gießen sie regelmäßig mit normalem Leitungswasser. Die andere Pflanze gießen sie mit Wasser, welches sie in der Mikrowelle erhitzt und schließlich haben wieder abkühlen lassen.

Sie dürfen gespannt sein, inwiefern die Energie des Wassers unsichtbar zerstört wurde und welche Pflanze überlebt...

Entstehung von Entzündungsreaktionen durch chemische Giftstoffe:

Die direkte und indirekte Schädigung durch chemische Toxine mit Gewebereizung & Entzündung.

Chemische Toxine - Umweltgifte

Rund 100.000 Stoffe verwendet die europäische Chemieindustrie und formt daraus Konsumgüter wie Spielzeuge, Dämmstoffe, Kosmetika, Textilfarben und Ausstattung von Autoinnenräumen. Oft enthalten sind krebsauslösende Substanzen wie Benzol und Formaldehyd!

Die meisten Alltagschemikalien sind noch nie oder nicht ausreichend auf ihre Gefährlichkeit getestet worden. Der Bund für Umwelt und Naturschutz Deutschland schätzt, dass nur etwa 1/3 der verwendeten Chemikalien in der EU Chemikalienverordnung registriert werden. Nur Stoffe, von denen über 1 Tonne pro Jahr pro Hersteller oder Importeur produziert oder importiert werden, sind von dieser Regelung betroffen. (1)

Ob Schwermetalle, Holzschutzmittel, Weichmacher, Dünger, Pestizide oder Herbizide – sie alle vergiften die Natur und die darin lebenden Organismen. Die Verbreitung der Gifte bleibt für den Betrachter unsichtbar. Weder im Wasser, noch in der Luft oder der Erde, ist die Vergiftung für jedermann sichtbar. Zumindest so lange, bis der Organismus von Menschen, Tieren oder Pflanzen krank wird.

Die Giftstoffe reichern sich im Gehirn, in den Knochen, den Nieren, der Leber und anderen Organen an und bewirken direkte Gewebsschäden, sowie Hormon- und Stoffwechselstörungen.

Das Immunsystem wird überfordert. Es muss sich gegen eine Vielzahl verschiedener Umweltgifte gleichzeitig zur Wehr setzen und dabei noch seiner Hauptaufgabe nachkommen: Der Eliminierung von alten Körperzellen, sowie Erschaffung neuer Zellen und dem Erkennen & Vernichten von Krankheitserregern.

Ein starkes Immunsystem, also ein Mensch, der sehr gesunde Erbanlagen hat und sich zeitlebens gesund ernähren durfte hält das ganze gut und gern 30 Jahre aus. Leider ist diese Voraussetzung nur noch selten gegeben.
Während die Generationen vor uns tatsächlich noch gesunde Kost zu sich nehmen konnten, sind unsere Nahrungsmittel keine Lebensmittel mehr, sondern meist wertlose Füllkost.
Ebenso mussten unsere Ahnen nicht diese Vielzahl an Umweltgiften tagtäglich ertragen. Deren Immunsystem und Gesamtorganismus blieb stark und gesund.

Der starke Vormarsch von Zivilisationskrankheiten in den letzten 30 Jahren ist kein Zufall. Egal ob Autoimmunerkrankungen oder Krebs, unser Immunsystem steht vor dem Kollaps!

Gifte im Haushalt und der Landwirtschaft:

Weichmacher auf Basis von Phthalaten können Asthma, Allergien, Ekzeme, Unfruchtbarkeit; Leberschäden und Verhaltensstörungen verursachen. Die Aufnahmewege für den Menschen sind hauptsächlich über Nahrungsmittel (heute ist ja alles in Folien verpackt), dem Trinkwasser und durch Kosmetika über die Haut. (2)

Weichmacher werden verwendet, um aus sperrigen, spröden Plastik eine geschmeidige und formbare Masse zu fertigen. Hauptsächlich werden sie in

Fußböden (Linoleum), Folien, Kabeln und Gummiprodukten (Spielzeugen!) eingesetzt.

Während Phthalat Verbindungen und andere Weichmacher in Kinderspielzeug unter 3 Jahren verboten sind, dürfen sie im PVC Fußboden, wo sie fast 30 % des gesamten Materialvolumens ausmachen, uneingeschränkt verwendet werden. (13)

Giftcocktail Hausstaub:

Die Schadstoffabgabe von Wandputzen, Lacken, Holzwerkstoffen, Klebstoffen, Wandfarben, Fußböden, sogar von Bettwäsche und Gardinen wurde im Jahr 2008 vom Bundesumweltamt untersucht. Im Hausstaub (untersucht wurde der Inhalt von Staubsaugerbeuteln) fanden sich unter anderem Formaldehyd, PCP und DDT.

PCP (nachweislich krebserregend) und DDT (nachweisliche Schädigung des Nervensystems) waren schon damals in Deutschland, bzw. der EU verboten. Vorkommend in ausländischen Produkten werden sie jedoch weiterhin importiert. Die Umweltchemikalien gelangen in den Körper und finden sich im Blut wieder. In einer Niederländischen Studie wurde im Jahr 2005 bewiesen, dass dieser Cocktail sogar im Nabelschnurblut von Embryos vorhanden ist. (13)

Pentachlorphenol (PCP) ist ein chlorierter, aromatischer Kohlen-wasserstoff. PCP kam wegen seiner fungiziden Wirkung vor allem in Holzschutzmitteln zum Einsatz. Seit 1985 galt eine Selbstverpflichtung des Industrieverbandes Bau, Chemie und Holzschutzmittel, PCP in seinen Erzeugnissen nicht mehr zu verwenden. Seit 1986 ist die Produktion von Pentachlorphenol in der Bundesrepublik Deutschland ausgesetzt. 1989 erließ die Bundesregierung die Pentachlorphenol-Verbotsverordnung auf der Basis des Chemikaliengesetzes.

In manchen Ländern wird PCP jedoch auch heute noch in der Textil- und Lederindustrie sowie als Imprägniermittel für Holz verwendet.

PCP entkoppelt die Atmungskette in den Mitochondrien der Zellen, was zu Blutdruckanstieg, Hyperglykämie, beschleunigter Atmung und zu Herzversagen führt. Die Aufnahme erfolgt sowohl durch den Magen-Darm-Trakt als auch über die Haut.

PCP verdampft allmählich aus behandeltem Holz und lagert sich an andere Oberflächen an, z. B. an Hausstaub, Tapeten, Putz, Möbel, Textilien oder Bücher. Auch an Kleidungsstoffen wie Wolle, Leinen und Baumwolle reichert sich PCP an. (14)

Dichlordiphenyltrichlorethan (DDT) ist ein Insektizid.

Beim Baumwollanbau in den USA (600er Jahre) war der DDT-Einsatz besonders hoch.

DDT wirkt hauptsächlich auf das zentrale Nervensystem. Bei niedrigen Dosierungen kommt es dabei zu Übererregbarkeit, bei hohen zur Lähmung. Bei DDT-Einwirkung werden Nervenzellen angeregt, spontan zu „feuern", wodurch Muskeln kontrahieren. Es kommt zu einem Tremor des Körpers und der Extremitäten, dem sogenannten „DDT-Zittern". Im Lauf einiger Stunden oder Tage führt DDT zu einer Lähmung und schließlich zum Tod des Insekts. Im Vergleich zu anderen Insektiziden tritt die Wirkung von DDT eher langsam ein, dabei wirkt es bei niedrigen Temperaturen stärker als bei hohen.

In den westlichen Ländern wird DDT heute hauptsächlich über Lebensmittel tierischer Herkunft aufgenommen. Im Frühjahr 1968 untersagten die USA und Kanada die Einfuhr schweizerischen Käses, weil er die Höchstgehalte an Lindan, Dieldrin und DDT überschritt.

Kinder nehmen DDT-Isomere bereits über die Plazenta, später über die Muttermilch auf. (14)

Es gibt sogar den Verdacht, dass infolge eines Insektizids BSE ins Leben gerufen wurde!

1985 wurde in England ein Gesetz verabschiedet, wonach britische Bauern gezwungen wurden den Nacken ihrer Rinder mit dem Insektizid Phosmet einzureiben. Phosmet gilt als hochgiftig und schwer nervenschädigend. Über die Haut des Tieres dringt es in die Blutbahn ein und schädigt so das zentrale Nervensystem. Das Gesetz zur verpflichtenden Einreibung wurde 1993 zurückgenommen. Ab da waren die Fälle von Rinderwahnsinn rückläufig. (26) Natürlich erkrankten nicht alle Tiere, die mit Phosmet behandelt wurden.

Wie sagte schon Paracelsus: „Allein die Dosis macht das Gift."
Kein Tier (& Mensch) reagiert in gleicher Weise auf ein Gift. Hier spielen die Erbanlagen und die allgemeine Konstitution (die Verfassung des Immunsystems) eine wichtige Rolle!

Formaldehyd (ein farbloser, stechend riechender, bei Zimmertemperatur gasförmiger Stoff) ist ein Ausgangsstoff zur Herstellung verschiedener Kunststoffe.
Nachdem es nachweislich Allergien, Haut-, Atemwegs- und Augenreizungen verursacht, stufte das US-Gesundheitsministerium Formaldehyd 2011 außerdem als krebserzeugend für den Menschen ein, da die vorliegenden Studien dies hinreichend belegen würden.
In der EG (Europ. Gemeinschaft) ist Formaldehyd seit dem 1. April 2015 in der Kategorie 1B eingestuft: „wahrscheinlich karzinogen beim Menschen".
In der Kosmetik findet Formaldehyd Verwendung als Konservierungs-stoff, was wegen des hautreizenden Potenzials des Stoffes als problematisch gilt. In Mundpflegemitteln ist Formaldehyd bis 0,10 % (1000 ppm), in anderen kosmetischen Produkten bis 0,20 % (2000 ppm) erlaubt. Da in der EG Formaldehyd von den Herstellern von Kosmetika oder Haarwaschmitteln deklariert werden muss und der Stoff einen schlechten Ruf hat, wird immer häufiger darauf verzichtet.

Im Bereich von Textilien (Bekleidung) gilt bei freiwilligen Schadstoffprüfungen eine Bestimmungsgrenze von 16 mg/kg (16 ppm). Dies ist zugleich der Grenzwert für Baby-Bekleidung. Für hautnah getragene Kleidung gelten 75 mg/kg für andere Textilien 300 mg/kg. Der zulässige Grenzwert in Deutschland liegt bei 1500 mg/kg (1500 ppm).

• • •

Weitere Verwendung findet Formaldehyd in Konservierungsmitteln, Düngemitteln, Flächendesinfektionsmitteln,Bindemitteln, Gießharzen, Gerbstoffen, Klebstoffen und Fungiziden.

Formaldehyd-Lösung wird außerdem zur Leichenkonservierung benutzt, ebenso zur Konservierung von anatomischen und biologischen Präparaten wie Insekten, da derart eingelegtes Material jahrelang haltbar ist.

Ein Fernseh-Dokumentationsfilm berichtete 2012 über den Schmuggel von Geflügelfleisch aus Europäischer Produktion nach Nigeria im Jahr 2010. Für den illegalen Transport wurde dieses Fleisch ungeachtet der gesundheitlichen Gefahren mit Formalin präpariert! (21)

Tenside bewirken, dass zwei eigentlich nicht miteinander mischbare Flüssigkeiten, wie zum Beispiel Öl und Wasser, fein vermengt werden können. Sie sind unter anderem in Waschmitteln, Spülmitteln, Shampoo, Duschgel, Sonnencremes und Reinigungsmitteln vorhanden.
Dadurch erfolgt eine Versiegelung der Haut, durch die der Körper diverse Giftstoffe nicht mehr heraus "atmen" oder schwitzen kann.
Als Folgen werden Hautausschläge, Allergien und sogar Krebs genannt.
Über 1000 Tonnen Tenside pro Jahr sollen in die Umwelt (hauptsächlich in Flüsse, Seen und schließlich dem Grund und Trinkwasser) gelangen. (2)

Emulgatoren stabilisieren und werden von der Lebensmittelindustrie in Milch, Speiseeis, Desserts, Backwaren, Saucen, Dressings und Mayonnaise verwendet.
Bei Tierversuchen mit Mäusen wurden schwerste Darmentzündungen als Folge dieser Emulgatoren festgestellt. Die Darmflora wird geschädigt und kann auch beim Mensch eine Darmentzündung wie Morbus Crohn oder Colitis Ulcerosa auslösen.

Übrigens, wer der Meinung ist, dass wir vor den Giften der Chemischen Industrie geschützt sind und eine sofortige Vergiftung von Mensch und Natur gar nicht möglich sei – dem sei ein Buch ans Herz gelegt: Die tödlichen Risiken der Chemie von Egmont Koch & Fritz Vahrenholt (23)

Wir verlassen jetzt den 1. Teil der Ursachen und widmen uns - zum besseren Verständnis, sozusagen als Vorbereitung auf den späteren 2. Teil, unserem Darm.

M - Unser Darm

oder: Stumme Zeugen

Wenn ich in letzter Zeit des Öfteren lesen muss, dass Darmbakterien die Ursache für Multiple Sklerose sein sollen, dann fällt mir ein Ausspruch von Peter Weck ein: Dumm geboren, nichts dazu gelernt und dann noch die Hälfte vergessen.

Die Schulmedizin macht sich gar nicht die Mühe, unseren Darm in all seiner Wichtigkeit zu verstehen. Das Pferd wird von hinten aufgezäumt und darauf ist man auch noch stolz.
Schon Paracelsus sagte einst: „Der Tod sitzt im Darm"

Unser Immunsystem besteht aus im Blut freischwimmenden Immunzellen (weiße Blutkörperchen), dem Lymphsystem (mit den dazugehörigen Lymphknoten – dienen der Filterung von Lymphflüssigkeit zur Krankheitsabwehr) und den Immunzellen im Darm.
Im Darm befinden sich die mit Abstand meisten Zellen zur Immunabwehr und Reinigung des Körpers, etwa 80 %!

Hinter dem Begriff Darm stecken sehr unterschiedliche Körperteile.
Der am Magenausgang beginnende Dünndarm unterteilt sich in Zwölffingerdarm, Leerdarm und Krummdarm.

Der Darm hat die Aufgabe, die vom Magen vorverdaute Nahrung in seine kleinsten Teile aufzuspalten und die für den Organismus relevanten Nahrungsteile so zu resorbieren, dass der Organismus sie verwerten kann. An den Dünndarm schließt sich, durch eine kleine Klappe und Bakterienschleuse getrennt, der etwa 1,5 Meter lange Dickdarm an. Seine Hauptaufgabe ist, der Nahrung Flüssigkeit sowie diverse Mineralstoffe zu entziehen und den Stuhl einzudicken.

Die Verdauungsarbeit leistet der Darm durch seine Bewegung, die man auch als Peristaltik bezeichnet – und durch Bakterien. Allein im Dünndarm leben und arbeiten mehr als 100 Billionen Bakterien und bilden zusammen mit Mikroben unsere Darmflora, die nicht nur für die Verdauung notwendig ist, sondern auch für unsere Immunabwehr.

Bestimmte Bakterien trainieren und stabilisieren das Immunsystem, indem sie in der Darmschleimhaut Abwehrzellen mobilisieren. Diese werden vom Darm in den Blutkreislauf, damit in die Lymphflüssigkeit und Lymphknoten, sämtliche Organsysteme wie Atemwege und alle Schleimhäute geschickt, um Abwehrmechanismen auszulösen.
Andere Bakterien sind in der Lage, direkt in der Darmschleimhaut Krankheitserreger zu eliminieren. (1)

Doch unser Darm ist in Gefahr!
Das Gleichgewicht zwischen den mit unserem Körper im Einklang lebenden, unverzichtbar lebensnotwendigen „guten" Darmbakterien und den krankmachenden, parasitären Bakterien ist gestört.
Durch Zucker, Antibiotika, Umweltgifte & Co übernehmen die parasitären Bakterien die Überhand. Zwei bis drei Kilogramm an „schlechten" Darmbakterien tragen einige Menschen mit sich herum.

Die Folge ist eine Vermehrung von Darmpilzen, welche eine Gemeinschaft mit den „schlechten" Bakterien eingehen.

Normalerweise ist auch der Hefepilz Candida albicans ein ganz nützlicher und lebensnotwendiger Mitbewohner unseres Darms. Bei einer gestörten Darmflora (durch Niedergang der „guten" Darmbakterien) überwuchert er jedoch den gesamten Organismus.
Auf eine Überwucherung können ein Blähbauch, Allergien, ständiger Harndrang, Müdigkeit, Nachtschweiß, Heuschnupfen, Juckreiz und Ausfluss im Vaginalbereich und ständiger Heißhunger auf Süßigkeiten hinweisen.

Die Behandlung dieser überwuchernden Pilze ergibt sich automatisch aus dem komplexen Thema im Kapitel der Darmgesundheit.

LEAKY GUT SYNDROM – der löchrige Darm:

Im Laufe der Zeit wird die Schleimhaut des Darms derart beschädigt, dass die Barriere-Funktion nicht mehr aufrecht gehalten werden kann. Die Darmschleimhaut wird undicht. Fettunlösliche Stoffe, unvollständig gespaltene Nahrungsbestandteile, Eiweiße, bakterielle Toxine und anorganische Giftstoffe (Umweltgifte, Schwermetalle, künstliche Aromen) gelangen in die Blutbahn. Diesen Schaden nennt man „Leaky Gut Syndrom" (löchriger Schlauch). (2)

Bei allen Autoimmunkrankheiten werden die Darmzellen gereizt und entzünden sich. Die Darmwand wird über die Zeit porös und durchlässig.
Wenn sich die Schädigung der Darmwand manifestiert, dann schreitet durch die ständige Eiweißaufnahme die Übersäuerung fort und der menschliche Körper kann nur noch versuchen entzündlich gegen vielfältige Eindringlinge vorzugehen.

Der Körper versucht diese Giftstoffe durch Entzündung abzubauen, denn nur durch Entzündungsvorgänge kann er diese bakteriellen Giftstoffe (körperfremde Toxine) ausscheiden. (9)

Die Hauptverursacher des Leaky Gut Syndrom:
- Chlor (im Leitungswasser dient es zur Desinfektion, es tötet aber auch die guten Darmbakterien ab, ebenso wie Antibiotika);
- Fluor (in Zahnpasta und Speisesalz wirkt es im Darm ähnlich wie Antibiotika, führt außerdem zu einer Blockade im Fett- und Eiweißstoffwechsel und zu Vergiftungserscheinungen im Gehirn; wurde 40 Jahre lang als Rattengift verwendet);
- Pille (das orale Verhütungspräparat erhöht das Risiko für Darmentzündungen, so Forschungsergebnisse aus Boston). (3,4)

• • •

Ein ernstgemeinter Tipp für alle Frauen, die mit der Pille verhüten:

Lassen Sie es sein! Über kurz oder lang wird nicht nur ihr Darm zerstört, auch die Schilddrüse. Warum wohl erkranken Frauen 7 x häufiger an Schilddrüsenerkrankungen als Männer? Die künstlichen Hormone sind schuld! Oft wird dieses Phänomen erst nach Absetzen der Pille bemerkt. Die Hormondrüsen in den Geschlechtsorganen, dem Gehirn und der Schilddrüse verkraften die Umstellung nicht. Ohne künstliche Hormone können sie nicht mehr ihrer eigentlichen Arbeit nachgehen, da sie jahrelang an den künstlichen-chemischen Cocktail gewöhnt waren.

Außerdem haben Frauen, welche die Pille einnehmen ein sehr hohes Risiko für diverse Krebserkrankungen, Thrombosen und Schlaganfälle. Es gibt auch andere Mittel und Wege.

Weitere Ursachen des Leaky Gut Syndrom:
- Zucker (übermäßige Vermehrung schädlicher Darmbakterien und damit Steigerung entzündlicher Prozesse);
- Pestizidrückstände in Nahrung & Trinkwasser;
- Lebensmittelzusatzstoffe (naturfremde Substanzen wie Farb- und Konservierungsstoffe merzen gute Darmbakterien ebenfalls aus);
- Antibiotika (zerstören auch die guten Bakterien, das Milieu wird gestört, die Flora geschädigt). (3,4)

Antibiotika sollen hier keinesfalls verteufelt werden. Ich halte es für das einzig wahre Medikament, da es nicht wie alle anderen gängigen pharmakologischen Arzneien die Symptome verdrängt, sondern eine Heilung bei bakteriellen Infekten erzeugt. Diese würden nicht selten ohne den Einsatz von diesem Medikament zum Tode führen.

Leider wird Antibiotika heutzutage an sich zu viel, und auch zu oft bei viralen Infekten verordnet. Auf den Test der Erreger und Resistenzen, welches das optimale Antibiotika für die jeweils vorliegende bakterielle Infektion klar definieren könnte, wird heutzutage nur allzu oft verzichtet.

Außerdem unakzeptabel ist, dass keinem Patienten gesagt wird, dass er während und kurz nach der Dauer der Einnahme auf Zucker und Milchprodukte verzichten mag, um eine Pilzinfektion durch einen zu starken Niedergang der „guten" Darmbakterien zu vermeiden.

Die Notwendigkeit der Aufforstung dieser „guten" Darmbakterien, die sogenannte Darmsanierung wird ebenfalls einfach verschwiegen. Diese sollte nach jeder Antibiotika Behandlung erfolgen durch:

- mindestens 4 Wochen Enthaltung von Zucker, Kuhmilchprodukten und Weißmehl
- Kokosöl innerlich eingenommen (so viel wie erträglich ist, optimal wären 3-mal täglich ein Eßlöffel voll)
- 4 Wochen Behandlung mit Mutaflor (Wirkstoff Escherichia coli Bakterien vom Stamm von Nissle aus dem Jahr 1917) Kapseln
- tägliche Bewegung an frischer Luft um auf mechanischem Weg die Darmtätigkeit anzuregen
- täglich 2-3 Liter Wasser oder ungesüßten Tee trinken, auch das regt die Darmtätigkeit an und verhindert Verstopfungen

Bei Verstopfungen können eingeweichte Flohsamenschalen Wunder wirken und bei Durchfällen kann das naturmedizinische Präparat Myrrhinil Intest (Kapseln mit Myrrhe, Kaffee und Kamille) helfen.

Diverse Giftstoffe zerstören die Darmschleimhaut und gelangen über den Blutkreislauf und das Lymphsystem auch in andere Organsysteme. Dadurch werden Krebserkrankungen und Autoimmunerkrankungen im Körper hervorgerufen.

Wussten sie, dass es eine direkte anatomische biochemisch- immunologische Verbindung zwischen dem Darm und dem Gehirn gibt?
Jüngere Beobachtungen zeigen, dass Umweltgifte und Nahrungsmittel-zusatzstoffe nicht nur über den Blutkreislauf, sondern auch über das enterale

(Darm-) Nervensystem direkt in das Gehirn gelangen und dort zu neurodegenerativen Prozessen (langsam fortschreitende Erkrankung des Nervensystems) führen können. (5)

Hauptmerkmal ist der fortschreitende Verlust von Nervenzellen (Neurodegeneration), welcher zu verschiedenen neurologischen Symptomen führt.

Auch Entzündungen im Darm können sich direkt auf das zentrale Nervensystem auswirken. Die Immunzellen des Darmes sind assoziiert mit den Gliazellen im Gehirn. Wenn die Darmimmunzellen entzündet sind, sind es auch die Immunzellen im Gehirn! (5)

Noch einmal: 80 % aller Immunzellen befinden sich im Darm!

Die Ursache der Multiplen Sklerose und allen anderen Autoimmunkrankheiten (Morbus Crohn, Rheuma, diverse Allergien usw.) sind Entzündungen dieser Immunzellen durch Gewebereizung!

Die Gefahr für den Darm besteht hauptsächlich aus sogenannten Zusatzstoffen in Nahrungsmitteln:

Menschen und Tiere benötigen gesunde, natürliche Nahrung. Doch die globale Nahrungsmittelindustrie liefert uns genau dies immer weniger.

Während echte Lebensmittel im heimischen Anbau teuer sind (teuer ist relativ zu sehen, wenn man bedenkt, dass wir mehr Geld für Luxusgüter wie Autos ausgeben, als für den Erhalt unserer Gesundheit durch natürliche Lebensmittel) und in ihrer Haltbarkeit begrenzt, geht es der Nahrungsmittel Industrie nur um Gewinn. Durch billige Produktion und billige Transportwege.

Jetzt kommen Chemikalien zum Einsatz, um den Verderb und Verfall hinauszuzögern. Das Nahrungsmittel kann nun noch nach 6 Monaten strahlend und glänzend im Supermarkt Regal stehen, liegen, hängen oder gar eingeschweißt über Jahre hinweg unverderblich bleiben.

Wo kein Leben mehr drin ist, kann auch nichts verderben.

Mittlerweile ist Zugang zu gesunder Nahrung ein echtes Problem. Wir sind mangelernährt. Keine Unterernährung, wie in Ländern der Dritten Welt, sondern eine Mangelernährung an Vital-(lebend)-Stoffen macht sich in den Industrienationen breit.

Die Nahrungsmittel sind so nährstoffarm, dass Menschen riesige Mengen essen müssen, um die lebensnotwendigen Inhaltsstoffe in ausreichender Menge zu erhalten. Mit dem damit verbundenen gigantischen Verzehr an Fett und Zucker folgt eine Epidemie des Übergewichts.

Wird der Nährstoffmangel nicht ausgeglichen und der Körper durch das Überwicht zusätzlich geschwächt folgen sogenannte Zivilisationskrankheiten wie Diabetes, diverse Allergien, Herz- Kreislauferkrankungen und Krebs. (6)

Erinnern sie sich noch an Äpfel, Kartoffeln und Eier, die aus unmittelbarer Nähe zum Wohnort, vom Bauernhof stammten?

Heute werden ca. 75 % aller Obst und Gemüsesorten nach Deutschland importiert. Da kommen die Äpfel aus Argentinien, die Kartoffeln aus Ägypten, die Trauben aus Israel, die Tomaten aus Holland, die Paprika aus Spanien, das Rindfleisch aus Dänemark und die Eier aus irgendeiner Legebatterie, in der seit neuester EU Verordnung 25 Hennen auf einem einzigen Quadratmeter leben, oder wohl eher siechen.

Die Produktionsstätten von eigentlich einheimischem Obst, Getreide, Fleisch und Gemüse sind eben in Ländern an der Armutsgrenze billiger als in Deutschland. Schnelle Transportmittel (Flugzeug) sind zu teuer. Für die oft wochenlange Überfahrt auf See müssen die Konsumgüter somit präpariert werden.

Über die Medien wird uns zudem die Überflussgesellschaft tagtäglich eingetrichtert. Früher war es normal, dass einheimisches Obst und Gemüse nur saisonal nach natürlichem Vorkommen zur Verfügung stand. Heute muss sich (laut industriellen Werbevorgaben) ein Supermarkt im Eingangsbereich dadurch auszeichnen, dass alle Früchte aus aller Welt immer und zu jeder Zeit zur Verfügung zu stehen haben.

Fleisch wurde früher nur ein- bis zweimal pro Woche gegessen. Auch das kam vom Bauern aus Wohnortnähe und wurde nicht (mit Antibiotika vollgepumpt) über Wochen hinweg um den halben Erdball gekarrt, damit es zu einem Bruchteil des damaligen Wertes mehrfach täglich konsumiert werden kann.

Der Preis, den wir alle durch die Globalisierung der Nahrung zu bezahlen haben ist unsere Gesundheit!
Es ist auch nicht der gute Wille, der uns die Nahrungsmittel im reichlichen Überfluss beschert. Etwa 50 % alller Nahrungsmittel werden wissentlich überflüssigerweise produziert und müssen als Sondermüll entsorgt werden, obwohl der Nahrungsindustrie genau das schon vorher bekannt ist!

Sie fragen sich sicherlich warum?

Die Nahrungsindustrie macht dadurch riesen Gewinne und dies alles ist staatlich angeordnet um das Bruttoinlandsprodukt der Länder in die Höhe zu treiben. Geld regiert die Welt.

Ein ehemaliger Amerikanischer Präsident (Henry Kissinger) hat einst gesagt: „Wenn man die Kontrolle über Nahrungsmittel hat, hat man die Kontrolle über das Volk".
Kindergärten, Firmenkantinen, Krankenhäuser u.a. werden heute von Großunternehmen beliefert, welche gezielt Zusatzstoffe einsetzen, um ihren Gewinn zu maximieren. Wurde damals noch pro Einrichtung selbst gekocht, mit natürlichen Zutaten und Lebensmitteln, frohlockt heute der Begriff „Convenience". Fertigprodukte werden somit an jedem Werktag verzehrt. (6)
„Convenience Food" stammt aus dem Englischen und bedeutet „bequemes Essen". Bezeichnet werden damit industriell vorgefertigte Lebensmittel wie Tiefkühlprodukte, chemisch geschälte Kartoffeln und Mikrowellen-Fertiggerichte.

Wie im Supermarkt, so gibt es ihn auch im Catering:

Den Feind des Gewinns – verderbliche Waren. Früchte, Obst, Gemüse, naturbelassene Milch, unbehandeltes Fleisch oder Fisch sind kaum gewinnerträglich. Fertigprodukte hingegen verderben auch ohne aufwendige Kühlung oft erst nach Monaten. Wo nichts lebendes mehr enthalten ist, kann auch nichts verderben!

Sollte nicht gerade in Kindergärten und Krankenhäusern frische, natürliche Kost zubereitet werden um die Gesundheit zu erhalten bzw. zu fördern? Chemiehaltiges Essen fördert weder die Genesung von Kranken, noch das Wachstum und die Entwicklung unserer Kinder. Der Industrie ist das egal, die freut sich über die Gewinne.

Und wenn´s dem Patienten im Krankenhaus nicht schmeckt oder der Schüler sein Pausenbrot vergessen hat, sorgen Süßigkeitenautomaten für den Zuckerschock für zwischendurch.

Einen Obst- oder Gemüseautomaten gibt es nicht. Der müsste mindestens zweimal täglich befüllt und gekühlt werden.

Das wäre sicherlich machbar, wenn man es nur will.

Waren sie schon mal auf Dienstreise? Stundenlang gefangen auf Flughäfen oder Bahnhöfen? Hatten sie da nicht auch schon mal Heißhunger auf etwas Gesundes? Auf frisch aufgeschnittenes Obst und Gemüse, welches man genüsslich beim Lesen eines Buches knabbern kann, ohne sich die Kleidung und den Magen mit fetttriefenden Burgern, Hot Dogs oder Pommes zu versauen?

Die Catering Anbieter vor Ort hätten die Möglichkeit eine gesunde Alternative anzubieten. Doch die Gewinnspanne ist zu klein.

Gewinn erzielt man heute vor allem mit: **Zusatzstoffen**.

Farbstoffe, Konservierungsmittel, Geschmacksverstärker, Trennmittel, Süßungsmittel und Co. werden eingesetzt um:

- so wenig wie möglich an teuren, natürlichen Rohstoffen verwenden zu müssen (Geschmacksverstärker statt Gewürzen, Süßungsmittel statt Zucker)
- durch lange Transportwege die Nahrungsmittel so lange wie möglich haltbar zu machen (Konservierungsmittel)
- minderwertige und für den Verbraucher als „künstlich" zu identifizierbare Inhaltsstoffe „gut" aussehen und schmecken zu lassen (Farbstoffe, Geschmacksverstärker)

Zusatzstoffe schädigen hauptsächlich den Darm - und über diesen letztendlich auch die Nerven.

Als Maß für die „akzeptable" Menge eines Zusatzstoffes dient der sogenannte ADI Wert (acceptable daily intake). Doch dieser gibt nur trügerische Sicherheit, nicht alle erlaubten Zusatzstoffe unterliegen der Kennzeichnungspflicht.
Bestimmte Zusatzstoffe sind außerdem in Deutschland erlaubt und in anderen Ländern verboten. So sind beispielsweise künstliche Farbstoffe in Norwegen gänzlich verboten, genauso wie der Süßstoff Cyclamat in den USA verboten wurde. (7)

Die BRD müsste seit einer EU Vorgabe im Jahre 1995 eigentlich Statistiken führen, um die Verzehrmengen von Zusatzstoffen zu überwachen. Doch der Widerstand der Industrie ist zu groß. Es wird geschätzt, dass von manchen Zusatzstoffen mehr als das zehnfache der akzeptablen täglichen Dosis verzehrt wird. (6)

Trennmittel sind chemische Substanzen und werden in der Lebensmittelindustrie gezielt eingesetzt, um zu verhindern, dass Lebensmittel verklumpen oder verkleben. Sie sorgen unter anderem dafür, dass sich abgepackte Käsescheiben besser voneinander trennen lassen als frisch geschnittene. Gummibärchen, Lakritz und Bonbons kleben durch den Zusatz von Trennstoffen auch bei höheren Temperaturen nicht zusammen.

Die künstlich erzeugten Trennmittel Ferrocyanide stehen im Verdacht, sich in den Nieren anzureichern und allergische Reaktionen hervorzurufen. Saures Natrium-aluminiumphosphat kann allergische Reaktionen auslösen. Bei häufigem Verzehr können sich Aluminiumsilikate im Körper anreichern. Man nimmt an, daß Aluminiumverbindungen Alzheimer auslösen können. (8)

Konservierungsmittel sind antimikrobielle Biozide. Das sind chemische Stoffe, welche die Vermehrungsfähigkeit von Mikroorganismen (z.B. Pilze und Bakterien) reduzieren. Sie töten, hemmen oder inaktivieren die lebenden Mikroorganismen.
Sie kommen zum Einsatz, wenn physikalische Methoden (Einwirkung von Hitze oder Kälte) alleine nicht ausreichen. Konservierungsstoffe müssen durch Gattungsbezeichnung, Namen und die E-Nummer (200 bis 299) deklariert werden. (8)

Um Fabriklebensmittel möglichst billig herzustellen wird z.B. oft nicht mehr geräuchert (eine uralte, natürliche Konservierungsart), sondern die sowieso schon fast toten Nahrungsmittel werden in einer braunen Brühe namens „Raucharoma" geduscht. Dort erhalten Würstchen, Tofu, Räucherfisch, Räucherkäse, Bratkartoffeln, Cracker und Chips ihren künstlich erzeugten Geschmack, ihren Geruch und das Aussehen.
In Suppen, Dips, Kartoffelpüree, Marinaden und Barbeque Saucen wird das Raucharoma als Geschmacksverstärker (E220 bis E228) eingesetzt.

Geschmacksverstärker sind Lebensmittelzusatzstoffe, die den Geschmack von Speisen verstärken. Als echte Geschmacksverstärker werden nur Einzelstoffe mit den E- Nummern E 6xx bezeichnet, nicht hingegen Mischprodukte mit einem hohen Anteil an Aminosäuren wie etwa Hefeextrakt oder Aromen. Geschmacksverstärker sind u.a. durch Unverträglichkeitsreaktionen von Glutamat in die öffentliche Kritik geraten. (8)

GLUTAMAT

In seiner natürlichen Form ist dieser Neurotransmitter (Botenstoff) im Hirn zuständig für eine Art Informations- Auslese bei der Reizweiterleitung.

Glutamat in Überzahl zerstört die Nervenfasern und führt u.a. zu Hirnschäden durch Läsionen, Konzentrationsschwäche, Sehstörungen.

Der Geschmacksverstärker kommt (seit Beginn der industriellen Produktion 1909 in Japan) immer häufiger zum Einsatz.

Wurden 1969 noch 200.000 Tonnen produziert, wurde diese Menge bis 2003 verachtfacht. Allein von 1996 bis 2003 verdoppelte sich die jährlich Produzierte Menge. 2015 sprach man bereits von 2 Millionen Tonnen Mononatriumglutamat, die Jährlich hergestellt werden! (11)

Die Glutaminsäure wird als „Mononatriumglutamat" gekennzeichnet, verbirgt sich aber auch unter den E-Stoffen 620 bis 625, oder wird lediglich als „Würze", „Hefeextrakt" und „Aroma" deklariert.

Beim „Aroma" besteht allerdings erst dann eine Deklarationspflicht, wenn der Anteil von Glutamat 30 % der Gesamtmischung übersteigt.

Das weiße Pulver, dessen Geschmacksrichtung als „umami" – markant würziger, fleischartiger Geschmack – angegeben wird, lässt bei allen Nahrungsmittelherstellern „die Kassen klingeln": Deren Einsatz erlaubt es, teure Rohstoffe (Gewürze, Kräuter, Fleisch, Fisch ...) einzusparen und eine fehlende Vollmundigkeit zu kaschieren. (10)

Ein trauriges Beispiel ist z.B. das Iglo Schlemmerfilet – dort wird seit Jahren der Anteil (von an sich schon minderwertigem) Fisch ständig reduziert. Die Gesamtmenge des Packungsinhaltes bleibt natürlich gleich, bei inflationsbedingter Preissteigerung. Der Anteil an Fisch wird ergänzt durch Glutamat und eingespritztem Wasser. (6)

Zur Herstellung der „Würze" wird pflanzliches oder tierisches Eiweiß mit Salzsäure verkocht und anschließend mit Natriumlauge neutralisiert. Bei einer neuen Methode spart man sich die Säure & Lauge, es erfolgt eine Umwandlung des organischen Materials, mittels Enzymen aus Schimmelpilzen und Schweineinnerein.

Hauptsächlich findet dieses Pulver seine Verwendung in jeglicher Art von Fertiggerichten (Tiefkühlpizza, McDonalds & Co), Tütensuppen, Kartoffelchips und Pfanni Kartoffelbrei.

Mit Zuckerkulör vermischt als Flüssigwürze kommt es in vielerlei asiatischen Gerichten vor, leider auch zunehmend in Restaurants.

Die offizielle Lehrmeinung verweist auf einen Schutz des Gehirns durch die Blut-Hirn-Schranke. Bei „rationaler Verwendung" und im Rahmen einer „ausgewogenen" Ernährung sei der Glutamat Konsum kein Problem, so die Einschätzung der Deutschen Gesellschaft für Ernährung. (13)

Bei derzeit ca. 7,5 Milliarden Menschen weltweit wären das pro Kopf etwa 2,7 Tonnen Glutamat pro Jahr! (10)

Das soll „rationale Verwendung" sein?

Gut, nicht alles landet auf unserem Teller, auch im Tierfutter ist zunehmend Glutamat enthalten...

Folgende Wirkungen von Glutamat wurden in Versuchen an Menschen und Tier berichtet:
Mundtrockenheit, gerötete Hautpartien (oft im Gesicht), Gesichts-muskelstarre, Juckreiz im Hals, Nackentaubheit, Gliederschmerzen, Armschmerz mit Lähmungsgefühl, Rötungen und Brennen an Schultern, Brust und Hals, Allgemeine Schwäche, Schweißausbruch, Schwindel, Kopfschmerzen (Migräne), Cluster- kopfschmerz, Übelkeit, Erbrechen, Durchfall, Sodbrennen, Ungewöhnlicher Durst, Frösteln, Magenkrämpfe, chronische Verstopfung der Nasenschleimhäute, Depressionen, Herzrasen, begünstigt Alzheimer, Multiple Sklerose und Parkinson, Nervenzellengift, Wachstumsstörung, Hirnschäden (Läsionen), Hyperaktivität, Konzentrationsschwäche, Augenschäden, Grüner

Star, begünstigt Sehschwäche, Störung der Produktion des körpereigenen Wachstumshormon Serotropin, gesteigerter Essdrang, Heißhunger. (10)

Wissenschaftler, welche die Wirkung vom Glutamat verharmlosen, führen an, dass die Blut-Hirn-Schranke einen Übertritt von freiem Glutamat ins Hirn verhindere.
Solange diese noch intakt ist mag das vielleicht stimmen, doch bei wie vielen Menschen wird das wohl noch der Fall sein?

Bei einer Überschwemmung des Nervensystems durch freies (durch Nahrung im Übermaß zugeführtes) Glutamat tötet es die Neuronen durch Überreizung. Diese Überreizung entsteht durch die eigentliche Aufgabe von Glutamat als Neurotransmitter. Nur wird in diesem Fall nicht mehr korrekt selektiert, sondern die Nervenbahnen sterben durch einen „overkill". (12)
Als Folge der Überselektierung gehen die Nervenbahnen schließlich wegen Überhitzung zugrunde. Das „Isolierkabel" Myelin verschmort!

1969 hat der Neurologe Prof. Olney Glutamat Experimente an jungen Mäusen und Ratten unternommen. Über 5 Tage hinweg wurde Glutamat unter die Haut gespritzt.
Als Folge dessen wurde festgestellt, dass bestimmte Nervenzellen im Gehirn starben. Prof. Olney entdeckte Hohlräume (Läsionen!) in den Hirnregionen der Versuchstiere!
Wenn die Tiere überlebten und erwachsen wurden, waren sie fettleibig und entwickelten Diabetes und Herzkrankheiten.
Bekannt wurde Olney unter anderem durch seine Forschungen über Schädigungen des Gehirns durch Glutamat, Aspartam und Cystein.
Er war an über 80 Studien zur Untersuchung von Glutamat beteiligt, davon an vielen federführend. Insgesamt sind etwa 500 Veröffentlichungen bekannt.

1996 veröffentlichte Olney eine Studie mit dem (übersetzten) Titel:
„Anstieg der Gehirntumorraten, gibt es eine Beziehung zu Aspartam?" - Welche auch in Europa großes Aufsehen erregte.

Kurz erwähnt sei an dieser Stelle auch die Histaminintoleranz:

Histamin ist ein für unsere Immunabwehr unentbehrliches Hormon. Durch eine übermäßige Zufuhr mit der Nahrung (Käse, Rotwein, Fisch, Sauerkraut), durch Pilzerkrankungen oder durch Zusatzstoffe (hauptsächlich Farb- und Konservierungsstoffe) wird zu viel Histamin im Körper freigesetzt. Histamin fördert schon vorhandene Entzündungen im Körper – es gießt sozusagen „Öl ins Feuer" (14)

Als Süßungsmittel werden zunehmend synthetische Zuckerersatzstoffe verwendet.

Künstlich hergestellte Süßstoffe sind bis zu 400-mal süßer als Zucker, wesentlich billiger und schneller für die Industrie zu verarbeiten als Zuckerrüben und Zuckerrohr.

Schon lange hält sich der Verdacht, Süßstoffe machten dick. Auch deshalb, weil sie seit Langem in der Tiermast eingesetzt werden. Die "Aromen", zu denen sie laut Futtermittelverordnung zählen, dürfen Ferkeln bis zum vierten Lebensmonat das leicht bittere Kraftfutter schmackhaft machen.

Experten erklären den Masteffekt durch die automatische Insulinausschüttung: Bereits durch den süßen Geschmack des Zuckers setzt die Bauchspeicheldrüse Insulin frei, noch bevor Zucker im Blut nachgewiesen werden kann.

Dass Süßstoffe diesen Reflex ebenfalls auslösen können, wurde für Saccharin bereits vor über 50 Jahren belegt. Folgt dem süßen Reiz nun kein Zucker, sinkt der Blutzuckerspiegel durch das vorsorglich ausgeschüttete Insulin. Der niedrige Blutzucker löst dann ein Hungergefühl aus. (22)

Weitere, sogenannte „Verdachtsmomente" (natürlich wird die Industrie niemals zugeben, dass diese wahr sind – entscheiden sie selbst, ob sie das Risiko tragen möchten – die Industrie trägt es für sie nicht):

Acesulfam K (E 950) wurde Ende der 60er Jahre in Deutschland entdeckt und steht in Verdacht das Erbgut zu schädigen. Laut WHO gilt es als unbedenklich, wenn es bei einer Höchstmenge von 15 Milligramm pro Kilogramm Körpergewicht und Tag bliebe.

Bei der Bewertung stützte sich die WHO allerdings fast ausschließlich auf Daten des Chemiekonzerns Hoechst, welcher den Süßstoff 1967 entdeckte.

Im Rahmen des Zulassungsverfahrens für Indien 1997 zeigte sich bei Mäusen eine Veränderung ihres Erbguts, als sie pro Tag mehr als 60 Milligramm Acesulfam K pro Kilogramm Körpergewicht verfüttert bekamen. (17)

Cyclamat (E 952) wurde 1937 entdeckt und seit 1950 unter dem Namen „Sucaryl" durch die US-Firma Abbott vermarktet. Diese Firma ist übrigens ein Pharmaunternehmen mit Hauptanwendungsgebieten im Bereich der Infektiologie und Transfusionsmedizin.

Weltweit werden jährlich 15.000 Tonnen verbraucht. n den USA ist es seit 1969 wegen eines bis heute nicht ausgeräumten Krebsverdachts (hauptsächlich Blasenkrebs) verboten. (17)

Saccharin (E 954), von dem weltweit jährlich etwa 30.000 Tonnen verbraucht werden wurde 1879 in den USA entdeckt. Der heutige Chemie- und Gen-Technik-Multi Monsanto wurde 1902 zur Saccharinproduktion gegründet.

1960 wurde die krebserregende Wirkung bei Tieren nachgewiesen, wegen des Verdachtes Blasenkrebs zu verursachen wurde es 1977 in Kanada verboten. 2004 wurde Saccharin hinsichtlich des Krebsrisikos als „unbedeutend" eingestuft. (17)

Aspartam (E 951), 1965 entdeckt, wird aus dem Kot von gentechnisch veränderten E.-coli-Bakterien hergestellt. (20)

Es steht im Verdacht krebserregend zu sein (Blut- und Lymphdrüsenkrebs, Gehirntumore). Außerdem wird Aspartam mit Krämpfen, Kopfschmerzen, Missempfindungen, Sehstörungen, Schädigung der Sehnerven und Erblindung in Verbindung gebracht. Bereits vor der Zulassung ergaben die ersten Studien, dass Aspartam bei Affen epileptische Anfälle verursachte und zum Tod führen konnte. (17,18,19)

Aspartam besteht aus drei hochgiftigen Komponenten, ist also in der Summe seiner drei Bestandteile giftiger ist als jeder allein. Und sogar isoliert sind die drei Hauptbestandteile von Aspartam – Asparaginsäure, Phenylalanin und Methanol – jeweils auf ihre eigene Weise giftig. (20)

Insbesondere freies Methanol ist hochtoxisch, es wandelt sich nach dem Verzehr zunächst in Formaldehyd und anschließend in Ameisensäure um. Für sich allein balsamiert Methanol lebendes Gewebe ein. In der Medizin wird Formaldehyd deshalb zur Konservierung von Leichen benutzt – und als Konservierungsmittel in Impfstoffen! (16)
Methanol schädigt außerdem die DNS und kann Lymphome, Leukämie und andere Formen von Krebs auslösen.

Aspartam überwindet die Blut-Hirn-Schranke und verursacht so potenziell eine dauerhafte Schädigung des Gehirns. Es wird als Auslöser von neurologischen Erkrankungen wie Multipler Sklerose oder Alzheimer Verdächtigt. (20)

Wer jetzt glaubt, sich mit natürlichem **Zucker** dem risikofreien Genuss hingeben zu dürfen, der wird enttäuscht:
Wissenschaftliche Studien an Ratten ergaben, dass nicht nur Süßstoffe sondern auch Zucker die Fähigkeit haben, abhängig zu machen. Die suchterzeugende Wirkung eines Süßreizes erwies sich sogar als stärker als die von Kokain und Heroin.

Zu viel Zucker macht müde, antriebslos, depressiv und krank. Durch die Zerstörung des natürlichen Verhältnisses zwischen den Bakterien im Darm begünstigt Zuckerkonsum einen Pilzbefall. Zucker löst bei der Ankunft im Blut eine Produktion von Insulin aus. Der Körper versucht damit den Zuckerspiegel zu senken.

Ist der Blutzuckerspiegel immer wieder zu hoch (durch häufigen Verzehr von Kuchen, Cola & Co) stellt sich der Insulinspiegel auf eine dauerhafte Erhöhung ein.

Die Folge dessen (auch des immer wieder schwankenden Blutzuckers) ist eine Entzündungsreaktion.

Entzündungen, Infektionen, zu hoher Insulinspiegel - dieses Trio nistet sich bei Menschen mit ungesunden Gewohnheiten gern gemeinsam ein und erhöht das Krebsrisiko um das Dreifache. (3)

Das Gehirn braucht Zucker. Wird allerdings der Vitalstoff-leere Industriezucker zugeführt, kann durch Übersäuerung infolge von Vitamin B1 Mangel die Nervenzelle vergiftet werden und absterben.

Die Reize werden durch den Untergang von Umgebungszellen, aber auch durch den die Schädigung von Neurotransmittern (Botenstoffe, welche die Erregung auf andere Zellen übertragen) nicht mehr vollständig weitergeleitet.

Es folgt eine Lähmung in diversen Muskelgruppen, sowie im vegetativen Nervensystem, oft mit Folge einer Verstopfung (durch Trägheit der Darm Muskulatur. (15)

Ein hoher Blutzuckerspiegel fördert außerdem eine Harninkontinenz. Bei Diabetikern wurde der Zusammenhang zwischen überaktiver Blase mit Dranginkontinenz, Überlaufinkontinenz mit Restharn und einer Nervenschädigung im Blasenbereich bewiesen. (21)

Der Zuckerverbrauch ist übrigens von 2 Kg im Jahr 1825 auf 40 Kg im Jahr 2015 gestiegen. Diese Zahlen beziehen sich nur auf die BRD.

Zur Vermeidung und Heilung von Entzündungen (als Ursache von Autoimmunkrankheiten und Krebs) ist eine Verminderung des Zuckerkonsums unvermeidbar.

Als natürlicher Ersatz dürfen Honig, Stevia, Kokosblütenzucker und getrocknete Früchte dienen.

Eine weitere Gefahr für den Darm ist ein durch künstliche Aromen mutiertes Bakterium: Escherichia Coli.

Da auch die Massentierhaltung profitorientiert ist, werden Tiere nicht mehr artgerecht mit frischen Nahrungsmitteln gefüttert. Es kommen Kraftfuttermischungen zum Einsatz, welche im Chemielabor mit künstlichen Aromen vermischt wurden. Diese sollen laut Hersteller „bestens geeignet sein, um in Problemfuttermitteln Bitterstoffe und unangenehm schmeckende Inhaltsstoffe zu maskieren". (6)

Das mutierte Bakterium heftet sich an die Darmwand und setzt ein aggressives Gift frei: Shiga Toxin. Es zerstört Darm und Nervenzellen, sowie die Innenwände von Blutgefäßen, hauptsächlich in der Niere. Als Krankheitszeichen einer Vergiftung mit E. Coli 0157:H7 werden genannt: Durchfall, blutende Darmentzündung, Erbrechen, Fieber, Nierenschäden bis zum Nierenversagen. (6)
Eine Zusammenfassung der mutierten E. Coli Bakterien mit anderen, krankmachenden Bakterien nennt sich: EHEC.

Doch wodurch entsteht eine Mutation von an sich wertvollen und unverzichtbaren Bakterien?
Natürlicherweise werden Rinder, Kühe, Kälber mit Gras und Heu gefüttert. Eine Aufzucht der Kälber erfolgt mittels Muttermilch. Diese wurde wegen zu hoher Kosten schlichtweg verbannt. Das Muttertier hat Milch zu produzieren und nicht an ihre Kinder zu vergeuden – so gibt es die Industrie vor! (6)

Dem Kalb bleiben gerade mal 7 Tage, um die Energie, die Wohltat und vor allem die notwendigen natürlichen Substanzen der Muttermilch aufzunehmen.

Dann kommt das Getreide-Kraftstoff-Futter ins Spiel: Eine Mischung aus Mais, Soja, Getreide und Tiermehl, übertüncht mit Aromen (damit der Müll überhaupt gefressen wird) wandert unverdaut in den Darm der Rinder, Kühe und Kälber. Deren Ernährungstrakt ist Evolutionsbedingt aber gar nicht für Mais, Soja & Co ausgelegt.

Es bilden sich Gärungsgase und ein saures Milieu entsteht. Die Bakterien gewöhnen sich an die saure Umgebung und werden abgehärtet.

Dadurch entstehen „resistente Bakterien". Diese wandern über den Wiesendung (Kot) ins Grundwasser. Im Trinkwasser finden sich zunehmend sogenannte EHEC Keime.

Später, im menschlichen Magen überleben diese resistenten Bakterien die Magensäure und frönen ihr Dasein im menschlichen Darm.

Dürfte sich das Rind, die Kuh und das Kalb vorwiegend artgerecht, also von Heu und Gras ernähren, wäre die EHEC Ära vorbei. Doch „wirtschaftliche Gründe" sprechen gegen gesundes Futter. (6)

Wie beim Menschen...

Dass diese Tiere als reine Pflanzenfresser durch zugesetztes Tiermehl (als Füllstoff) auch noch zum Konsumenten von anderen Tieren werden, kann energetisch nicht gesund sein. Diese Ernährung ist artfremd und begünstigt wiederum Krebserkrankungen.

Die Zusetzung dieses Produktes der Tierkörperverwertung in Futtermitteln gilt in der Tiermast als Verboten. Bei der Herstellung von Futtermitteln für Heimtiere sowie für Pelz- oder Zootiere darf es jedoch verwendet werden. Doch ich glaube nicht daran, dass das Verbot in der Tiermast eingehalten wird. Ich glaube an gar nichts mehr, womit Gewinne erzeugt werden können.

Durch Mastfutter mit zugesetzten Anabolika wird der Milchertrag gesteigert und die Fleischproduktion gefördert. Der Aufbau von Körpergewebe (Muskeln) durch Anabolika findet nicht nur im Sport (als Doping) Verwendung, die Gewichtszunahme ist ein gewinnbringender Aspekt in der Viehzucht. (19)

Das Mastfutter entstammt übrigens von der gleichen Firma, welche das Monopol über alle Genmanipulierten (hauptsächlich Mais-) Pflanzen besitzt: **Monsanto.**

Die Fütterung mit diesem Mastfutter wird sogar finanziell unterstützt – von der EU! (6,24)

Genmanipuliertes Mastfutter erzeugt Antibiotikaresistenzen:
Die Erbanlagen unterschiedlicher Bakterienarten, z.B. dem Milchsäurebakterium, widerfahren einen Austausch von Gentechnisch bedingten Widerstandseigenschaften. Ein Bakterium, welches zuvor über eine Art „Schlüssel – Schloss" Prinzip lebte und getötet werden konnte, besitzt nun mehrere Widerstandsgene und ist resistent gegenüber Antibiotika, dessen Schlüssel nun nicht mehr zum Schloss passt. (23)

Wer mehr über das Thema der gesundheitsgefährdenden „Zivilisationskost" erfahren möchte, dem empfehle ich sämtliche Literatur über industriell gefertigte Lebensmittel von Hans-Ulrich Grimm.
Wussten sie, dass gentechnisch verändertes Getreide eine Gluten-unverträglichkeit hervorrufen kann?
Es kann zu leichten Beschwerden wie Blähungen bis hin zu schweren Autoimmunerkrankungen kommen. (24)

Noch bis zum letzten Jahrhundert waren Getreidesorten und Ackerböden gesund und robust. Heute gibt es fast nur noch staatlich verordnetes Saatgut (*Satan*sgut!) aus dem Hause Monsanto.
Die durch Genmanipulation veränderten Pflanzen erzeugen selbst auf nährstoffarmen Böden einen Ertrag. Aber keinen „guten", sondern ungesunden!

Selbst die Wachstumshöhe wurde durch genmanipulationen im Erbgut der Pflanzen an die maschinenbasierte Ernte angepasst. Es wäre ja auch nicht auszudenken, was passieren würde, wenn wir auf einmal von Mutter Erde erschaffene, gesunde Getreidesorten, wie früher von Hand und aus eigener Kraft abmähen und aufsammeln müssten!
Stellen sie sich das doch einmal vor: Weniger arbeitslose und weniger Fernsehgucker! Stattdessen Menschen, die Stolz auf ihre Ernte wären und den ganzen Tag bei frischer Luft an der Sonne ihr Immunsystem stärken könnten!

Monsanto besitzt das Weltmonopol auf genmanipuliertes Saatgut, welches jährlich von den Bauern neu eingekauft werden muss, weil es nicht weitergezüchtet werden kann. Das 1901 in Saint Louis im US-Staat Missouri gegründete Unternehmen „Monsanto Chemical Works" war im 20. Jahrhundert weltweit eines der größten Chemie-unternehmen, bevor es zum mächtigen Agrochemiekonzern wurde (24).

Durch die Medien wird gern versucht dem gutgläubigen Bürger weiß zu machen, dass gentechnisch veränderte Pflanzen eine resistentere, besser Abwehr gegenüber Schädlingen und Unkraut haben und so in vollster Pracht wachsen dürfen.

Doch das Gegenteil ist wahr. Warum steigt seit Jahren weltweit der Einsatz von Pestiziden, wo doch verstärkt gentechnisch veränderte Pflanzen auf dem Acker stehen? Müssten diese nicht laut Versprechungen der Industrie ohne Düngemittel auskommen?

Doch die Pflanzen werden immer anfälliger gegen Krankheiten oder Schädlinge. Ob Fungizide (Pilz & Pilzsporen Vernichtungsmittel), Insektizide (Abtötung, Vertreibung oder Hemmung von Insekten) oder Herbizide (Unkrautvernichtungsmittel) – rund 40.000 Tonnen Pestizide werden jährlich allein in Deutschland versprüht, mit steigender Tendenz.

Laut einer Studie der Columbia University New York schädigen Insektizide nicht nur den Darm, sondern lassen das Gehirn ungeborener Kinder schrumpfen.

Wenn Pestizide insgesamt zu den gefährlichsten Umweltgiften der Welt gezählt werden, warum hält dann z.B. die EU die schützende Hand über Giftmischer wie Monsanto und Co?

Viele der eingesetzten Pestizide bleiben nicht dort, wo sie die Landwirte ausbringen, sondern werden bei Regen abgeschwemmt, vom Wind verweht, versickern im Boden oder verdunsten. Und auch an unseren Nahrungsmitteln bleiben nicht selten Pestizidrückstände haften, welche wir als Verbraucher mitessen.

Pestizide töten auch Nützlinge, direkt oder durch Unfruchtbarkeit. So wird das Bienensterben von vielen Umweltforschern dem steigenden Einsatz von Pestiziden zugeschrieben. Bereits Albert Einstein sagte: „Wenn die Bienen verschwinden, hat der Mensch nur noch vier Jahre zu leben". (6)

Bis zu 6 mal pro Reifesaison wird versprüht was das Zeug hergibt. Ob „Roundup" (glyphosathaltiger Unkrautvernichter mit Formaldehyd) oder andere Pestizide: Glyphosat ist für Gewässer hochtoxisch.
Regnet es, wird das Glyphosat vom Feld über Wege in den nächsten Weiher gespült. Je nach Dosis vernichtet Glyphosat im Wasser nahezu alles, was darin lebt und wächst – ob nun Fische, Molche, Frösche, Libellenlarven, Algen oder Wasserpflanzen.

Nach der Verkündung der Weltgesundheitsorganisation (WHO) 2015, dass „Roundup" krebserregend sei, reagierte Monsanto mit einer Widerrufsklage.
Die Aussage der WHO bezog sich auf diverse Untersuchungen (Studien) in den USA, Kanada und Schweden, die seit 2001 durchgeführt wurden. Hierbei kamen Krebs-Experten aus 11 Ländern einstimmig zum Schluss, dass Roundup bei Tieren Krebs auslösend wirkt.
Die Forschungen ergaben mitunter eine Häufung von Karzinomen der Nieren und von bösartigen Tumoren im Stütz- und Bindegewebe. Zudem erhöhte Glyphosat die Rate von Geschwülsten in der Bauchspeicheldrüse und es kam zu einer erhöhten Rate von Hautkrebs.
Doch auch der Mensch bleibt nicht verschont: Die Wissenschaftler konnten überzeugende Beweise vorlegen, dass das Herbizid Lymphdrüsen- und Lungenkrebs auslöst. Zudem haben Untersuchungen gezeigt, dass Glyphosat in menschlichen und tierischen Zellen DNA- und Chromosomenschäden verursacht. Und nicht nur das, auch Autismus wird mit Glyphosat in Verbindung gebracht:
Wissenschaftler sehen einen Zusammenhang zwischen dem rapide ansteigenden Einsatz von Roundup und der wachsenden Zahl autistischer Kinder. (23,24)

Im Buch „Schwarze Forschungen" (25) lesen wir:

„Über 3000 genetisch manipulierte Nahrungsmittel wurden in den letzten Jahren in den Laboren diverser Pharma- und Biotechnologiekonzerne getestet. Es ist möglich, dass mittlerweile jedes Nahrungsmittel und jedes Getränk gentechnisch manipulierte Bestandteile enthält.

Dadurch könnten diverse Allergie Reaktionen und Antibiotika-resistenzen ausgelöst werden. Die Wissenschaftler scheinen Gott zu spielen. Es werden z.B. Mäuse gezüchtet, die menschliche Gene enthalten und in der Nacht grün leuchten. Aus Werbegründen werden medizinische Gründe vorgeschoben.

Die Öffentlichkeit nimmt die wissenschaftliche Errungenschaft der Gentechnik kritiklos auf." (25)

Arbeiten Pharma- und Biotechnologiekonzerne tatsächlich Hand in Hand?

Die Süddeutsche Zeitung schrieb am 14.09.2016: „Bayer und Monsanto - Rekordübernahme: Bayer kauft Monsanto für 66 Milliarden Dollar.

Der Chemiekonzern Bayer übernimmt den US-Saatguthersteller Monsanto.

Das deutsche Unternehmen Bayer wird durch den Zukauf zum weltgrößten Anbieter von Agrarchemie."

Vermutlich auch eine Folge von Einsparung bei Personal und Fabrikation.

Wenn der Hersteller der Gifte, die Menschen und Tiere krank machen, identisch ist mit denen, die dann als Pharmaunternehmen den Erkrankten ihre Pillen einverleiben geht eben nichts verloren.

Das ist wie bei Nestle & Roche. Die einen machen die Menschen (& Tiere) mit versteckter Chemie krank, die anderen sind sofort zur Stelle und bieten ihre (ebenfalls schädliche) Chemie zur Unterdrückung der Krankheitssymptome an.

Und wer bezahlt diesen ganzen Wahnsinn? Wir! Wir alle, nicht nur mit unserem Geld, nein - sogar mit unserem Leben!

Interessant ist, dass erst nach der Übernahme von Monsanto durch eine deutsche Firma die Klagen von Geschädigten Früchte tragen. Zu lesen am

23.08.2018 in fast allen Zeitungen: „PROZESSLAWINE DROHT" - schon 8000 Klagen gegen Bayer wegen Glyphosat. Die Bayer-Tochter Monsanto war am Wochenende in den USA zu 289 Mio. Dollar Schadensersatz verurteilt worden. Der Kauf von Monsanto könnte zum Milliardengrab werden.

Die Bayer-Tochter war vor zwei Wochen von einem kalifornischen Gericht zu einer Schadenersatzzahlung von 289 Millionen Dollar, umgerechnet etwa 250 Millionen Euro, an einen unheilbar krebskranken verurteilt worden. Die Geschworenenjury sah es als erwiesen an, dass der von Monsanto entwickelte Wirkstoff Glyphosat, der in Mitteln wie Roundup Ready und Ranger Pro enthalten ist, die Erkrankung des Klägers verursacht hat. (22)

Es wird doch wohl nicht den gleichen Hintergrund haben, wie beim Impfkartell? Da werden amerikanische Impfhersteller von Deutschland aufgekauft (z.B. GSK), damit die USA bei Klagen von Impf-Geschädigten nicht mehr zahlen müssen. Denn nach dem Gesetz muss der Hersteller, also die deutsche Firma bezahlen. Nach dem BRD eigenem Gesetz bezahlt das dann aber nicht die Firma, sondern die Schadensersatzzahlungen kommen aus dem Topf „Gemeinwohl". Es zahlt zu 100 % der deutsche Steuerzahler.

Was meinen sie, wer im Fall Bayer für die Schadenersatzzahlungen in Millionenhöhe aufkommen wird?

Wussten sie eigentlich, dass Produkte der US Firma Monsanto auch in den folgenden Firmenerzeugnissen verwendet werden? (27)

Bei Unilever u.a.: Rama, Bifi, Lätta, Lipton, Cornetto, Knorr, Magnum, Axe, Dove, Bertolli, Pfanni, Rexona, Langnese, Mondamin, Du darfst, Duschdas, Signal, Mazola, Becel, Lux
Bei Nestle u.a.: After Eight, Bärenmarke, Caro, Choco Crossies, Häagen-Dazs, Herta, Kitkat, Lion, Maggi, Mövenpick, Nescafe, Nesquick, San Pelegrino, Smarties, Thomy, Vittel, Wagner
Bei Proctor & Gamble u.a.: Braun, Gillette, Head&Shoulders, Herbal Essences,

Old Spice, Wella, Blend-a-med, Oral-B, Wick, Ariel, Dash, Duracell, Fairy, Febreze, Lenor, Meister Proper, Swiffer

Bei Coca Cola u.a.: Fanta, Sprite, Nestea, Bon Aqua, Apolinaris

Bei sonstigen u.a.: Weihenstephan, Nordsee, Pepsi, Sweppes, Heinz, Kellogs, Lipton, Pringles, Uncle Bens, Mars, Müller Milch (27)

Na, haben Sie jetzt nicht richtig Heißhunger auf ein schönes vitaminreiches Lebensmittel frisch vom Baum, Strauch oder dem eigenen Beet?

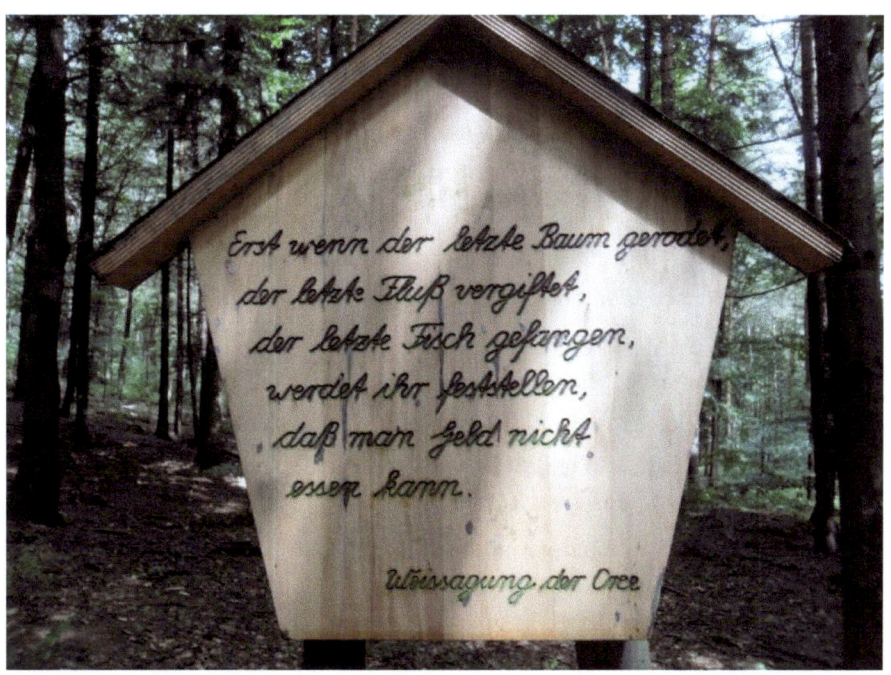

N - Die Ursachen

oder: Erwachen Teil 2

Umweltgift Schwermetalle

Metalle sind ein natürliches und lebensnotwendiges Element. In Überkonzentration wirken sie auf den Organismus jedoch gesundheitsschädlich und giftig. Die Aufnahme erfolgt über die Nahrung (Pflanzen können Schwermetalle anreichern) und Atemluft.

Blei

Die Aufnahme des Schwermetalls erfolgt durch die Atemluft (bis 1980 durch Benzin mit Blei; Rauchen und Passivrauchen) und das Trinkwasser (durch Wasserleitungen aus Blei). Die Anreicherung wurde in hauptsächlich in den Knochen, aber auch in den Zähnen und dem Gehirn nachgewiesen.

Als Gesundheitsschäden durch Blei werden u.a. genannt:
Enzephalopathie (Erkrankung oder Schädigungen des Gehirns) mit Symptomen der chronischen Erschöpfung, Kopfschmerzen, Des-orientierung, Schlaflosigkeit, Erbrechen, Apathie, Stupor, Überaktivität und Aggressivität.
Außerdem: Krebserkrankungen, Stuhlverstopfung oder Inkontinenz (durch Lähmung peripherer Nerven), Zeugungsunfähigkeit, Frühgeburten, Schäden in der geistigen Entwicklung bei Kindern. (2)

Wir basteln uns neue Grenzwerte:
Die Leitlinie der EU zur „chemischen Sicherheit von Spielzeugen" wurde vor 10 Jahren vom Bundesinstitut für Risikobewertung kritisiert. Die Grenzwerte für Schwermetalle in Kinderspielzeug wurden seit 1998 stark angehoben. Damals durften sich beispielsweise 90 mg Blei aus 1 Kg Spielzeugmaterial lösen. 2008 waren 160 mg erlaubt.

Blei kann bei Kindern zu chronischen Hirnschäden führen. Auch Grenzwerte für andere giftige Schwermetalle wie Quecksilber, Arsen, Barium und Antimon wurden angehoben. Der Grenzwert für Barium wurde von (1998) 1000 mg pro Kg Spielzeugmaterial auf 56000 mg erhöht! (13)

Aluminium

Aluminiumsalze finden häufig Verwendung in Sonnenschutzcremes, Deodorants, als Konservierungsmittel in Impfstoffen und als Lebensmittelzusatzstoff (auch Zusätze in Mehlmischungen und Backpulver).

Seit Jahren ist bekannt, dass Aluminiumsalze im Deospray und Deoroller als Brustkrebserregend gelten. Gerade weil bei Frauen ein Tumor überwiegend im äußeren, oberen Quadranten der Brust nachgewiesen wird, drängt sich der Verdacht auf, dass durch das tägliche schmieren und sprühen in der Achsel die Aluminium-verbindungen über die Lymphe aufgenommen und genau dorthin transportiert werden.

An Mäusen wurde im Tierversuch nachgewiesen, dass Aluminiumsalze das Krebsrisiko tatsächlich erhöhen.
Die Brustdrüse dieser Tiere soll ähnlich reagieren wie menschliche Zellen. Die Forscher fanden heraus: Das Erbgut der Zelle mutiert unter dem Einfluss der Aluminiumsalze. Die durch die Salze entstehenden Tumore seien sehr aggressiv und würden schnell streuen. (15)

In Nahrungsmitteln geht eine besondere Gefahr von übersüßten und säurehaltigen Softdrinks in Aluminiumdosen aus. Aluminium zeigt in einem sauren Milieu eine deutlich giftigere Wirkung als in einem basischen Umfeld. Zitronensäure als natürliches Mittel darf die Blut-Hirn-Schranke passieren und kann fatalerweise als Trojanisches Pferd für Aluminiumzusätze dienen.
Mit Hilfe der Zitronensäure kann somit Aluminium ungehindert ins Gehirn von Kindern und Erwachsenen gelangen. Dies geschieht beispielsweise durch den

Verzehr von durch Energy Drinks oder „bunten" Schokolinsen. Diese gehören eigentlich auf den Sondermüll, da sie bis zu 160 mg Aluminium pro Kilogramm Vollmilchschokolade enthalten.

Aluminium steht in Verdacht Alzheimer, Nerven-, Lern- und Verhaltensstörungen zu verursachen. In Deutschland gibt es zudem keinerlei gesetzliche Grenzwerte für die tägliche Aufnahme mit der Nahrung!

Dazu kommt, dass fast alle Getränkeverpackungen im Handel innen Aluminiumbeschichtet sind. Darüber klebt eine hauchdünne Plastikfolie. Wie wirkt eine chemische Klebesubstanz aus Weichmachern über einer Aluminiumfolie auf das monatelang darin gelagerte Getränk?

Bereits seit 1933 wurde durch Studien bekannt, dass bei Ratten, welche ihr Wasser aus Aluminiumschalen tranken, die Aluminiumkonzentration in den Knochen, dem Blut und der Leber um bis zu 69% höher war, als bei Ratten, die aus Glasschälchen tranken.

Als „hauptverdächtiger Verursacher" der Alzheimerkrankheit sei erwähnt, dass sich Aluminium als Fremdkörper im Gehirn anlagert.
Um das Metall vom Gewebe fernzuhalten bilden sich außen herum eiweißhaltige und verhärtende Ablagerungen – auch Plaques genannt. (3)

Quecksilber
Quecksilber ist das giftigste nichtradioaktive Metall und erweist sich im Zellversuch als etwa 10mal toxischer als Blei.

Das giftige Schwermetall wird u.a. in Gasentladungslampen (Leuchtstoffröhren, Energiesparlampen), als Beizmittel (zB. für Saatgut) und als Thiomersal zur Konservierung von Impfstoffen eingesetzt. (2)

Bei Zimmertemperatur gibt Quecksilber Dämpfe ab. Eingeatmete Dämpfe wirken hochgiftig, als Vergiftungserscheinungen werden Autismus, Nerven und Nierenschädigungen, Müdigkeit, Kopf- und Gliederschmerzen, Gangstörungen und Lähmungen genannt. (2)

Das industriell in unser Leben gezwungene Kunstlicht der Quecksilberdampf-Entladungslampen (die Energiesparlampe) erzeugt schädlichen Elektrosmog! Ihre Farbmischung ist unnatürlich, sie flimmern und sind alles andere als energiesparend. Zur Herstellung einer „Sparlampe" wird 10-mal mehr Energie benötigt, als bei der Herstellung einer normalen Glühbirne. Schlussendlich muss sie sogar als quecksilberhaltiger Sondermüll entsorgt werden. Während in Schweden bereits 2009 ein Verbot gegen Energiesparlampen beschlossen wurde, hatte die Europäische Kommission eine Abschaffung der Glühbirnen gefordert. (3)

Quecksilber ist das stärkste nicht-radioaktive Gift.
Es hemmt (wie Aluminium) den Transport von Natrium, Kalium und Calcium in die Zellen, deren Funktion wird eingeschränkt, die Entstehung von Autoimmunkrankheiten und Krebs wird somit begünstigt. Quecksilber steht außerdem unter Verdacht, ein auslösender Faktor der Alzheimer-Demenz zu sein.

Oft vergehen bis zu 15 Jahre, bis Vergiftungserscheinungen bemerkbar werden. Von Schmerzen, Müdigkeit, Krämpfen, Depression, Schwindel, Sehstörung, Lernstörung, erhöhte Infektanfälligkeit, Verstopfung, Pilz- Infektionen (auch Nagelpilz), Antibiotikaresistenz wird berichtet, ebenso von Rheuma, Parkinson, Alzheimer, MS, ALS und Krebserkrankungen (besonders Leber, Niere, Knochenmark). (4)

Weitere Quecksilberquellen des Menschen sind Fischkonsum und Amalgamfüllungen im Gebiss.

Amalgame sind Vermischungen (Legierungen) von Quecksilber mit anderen Metallen. Zahnfüllungen enthalten bis zu 50% Quecksilber.

Die Amalgamfüllungen lösen sich langsam auf (Quecksilber verdampft bei Raumtemperatur, in der Mundhöhle ist es noch wärmer), die Dämpfe werden über die Lunge aufgenommen und im Körper angereichert.

Das Quecksilber der Amalgamfüllung kann sich durch Kauen, Zähneknirschen, fluoridhaltige Zahncremes, Zucker (wird in Säure umgewandelt) und heiße oder saure Getränke (Kaffee, Cola, Limo) zusätzlich herauslösen. (4)

Autopsie Studien der letzten Jahrzehnte zeigen eine erhöhte Quecksilberanreicherung in den Organen (inklusive Gehirn!) von Amalgamträgern gegenüber Nichtamalgamträgern. Amalgam wird als die Hauptquelle für die Quecksilberbelastung bei Amalgamträgern angesehen.

Aus Tierstudien wurde bekannt, dass der Kieferknochen innerhalb von 28 Tagen nach Einsetzten von Amalgam hohe Mengen an Quecksilberablagerungen enthält. Auch bei Menschen konnte die schnelle Quecksilberkontamination der Zahnwurzel und des Kiefers durch Amalgamfüllungen nachgewiesen werden.

Es ist belegt, dass die Halbwertszeit von Quecksilber im Gehirn und Nervensystem Jahre bis Jahrzehnte beträgt.
So können auch Jahre nach Amalgamentfernung hohe Quecksilberkonzentrationen im Zentralnervensystem vorhanden sein.
Quecksilberdampf aus Amalgamfüllungen kann auch unter Umgehung des Blutkreislaufes direkt in das Nervensystem gelangen. Er kann z.B. über die Nervenendigungen der Gesichts- und Mundschleimhautnerven retrograd (zurück) in das Stammhirn transportiert werden. (16)

Amalgam gilt, laut Feststellungen der WHO 1991, als Hauptquelle der menschlichen Quecksilberbelastung. Bei zahnärztlich unsachgemäßen Manipulationen an Amalgamfüllungen entweicht besonders viel Quecksilberdampf.

Ausgebohrtes Amalgam gilt als hochgiftiger Sondermüll und muss in

Spezialbehältern der einzigen Spezialdeponie in Deutschland zugeführt werden. (18)

Amalgam besteht zu 50 % aus elementarem Quecksilber, sowie einer Mischung aus Silber, Zinn, Kupfer und Zink. Kontinuierlich werden kleine Mengen an Quecksilberdampf freigesetzt. Quecksilber bindet zum Großteil an Eiweiße an, dadurch erklärt sich auch die Ablagerung im Gehirn, in den Nieren und der Leber. Im Tierversuch konnte eine Beeinträchtigung der Nierenfunktion durch Amalgamfüllungen beobachtet werden. (20)

In Zell- und Tierversuchen konnte vielfach gezeigt werden, dass sich Quecksilber in Motoneuronen anreichert und zu einer Nervenzellschädigung führt. Weiterhin konnte bei Mäusen durch Kontakt mit Quecksilberdampf der selektive Untergang von Motoneuronen nachgewiesen werden. (16)
Motoneurone sind ausführende Nervenzellen, welche als Impulsgeber die Muskelbewegung des Skelettes steuern. (14)

Erklärt das nicht eindeutig die Gangstörungen einiger MS-Patienten?

Anorganisches Quecksilber führt zu einem Verlust der Schwann'schen Zellen, welche die Myelinscheiden aufbauen. Im Liquor von MS-Patienten wurde in einer Studie eine 7,5-fach erhöhte Konzentration von Quecksilber gefunden (AHLROT-WESTERLUND 1989). Es wurde auch im Blut von MS-Patienten eine signifikant höhere Quecksilber-konzentrationen gefunden (GEBHARDT 1994). (18)

Durch die Quecksilberbelastung wird zusätzlich der Enzym- und Vitamin B12 Stoffwechsel gestört oder gar verhindert. (16)

Zu den Hauptsymptomen eines Vitamin B12 Mangels zählen:
Chronische Erschöpfung und Müdigkeit; Konzentrationsschwierigkeiten; Muskelschwäche; Koordinationsstörungen; Anämie (Blutarmut); Nervenschäden mit Schmerzen, Taubheit, Kribbeln, Lähmungen;

Leistungsschwäche und Immunschwäche; Störungen des Hormon- und Neurotransmitterstoffwechsels (infolge dessen: Depressionen und Psychosen); Verdauungsstörungen (Verstopfung, Durchfall) und chronische Entzündungen (17)

Kommt ihnen das irgendwie bekannt vor?

Schwermetalle als auslösender Faktor bei ALS?

In der medizinischen Literatur werden neben der Exposition durch Mangan und Aluminium auch elektromagnetische Felder, magnetische Wechselfelder, chemische Lösemittel, physische Traumata, Pestizide, der Verzehr von quecksilberbelastetem Süßwasserfisch, sowie auch anorganisches Quecksilber und Blei als mögliche Ursachen für ALS diskutiert.

Schwermetalle, insbesondere Quecksilber als das giftigste nichtradioaktive Element (10-fach giftiger als Blei auf Nervenzellen), wirken ausgesprochen neurotoxisch und reichern sich im ZNS an.

Einige Forschergruppen (in Autopsiestudien) fanden erhöhte Quecksilber Konzentrationen in Nervengeweben von ALS- Patienten. (16)

Eine plausible Erklärung der globalen Verteilung von MS Patienten:

In allen Industriestaaten liegt ein überstarker und abnormaler Zuckerkonsum vor. Zucker- und Kariesschäden werden übrigens von Generation zu Generation bei gleichbleibend schädlicher Ernährung immer stärker sichtbar.

Kariesanfälligkeit, Zahnsteinanfälligkeit, die Verschiebung und Verdrehung von Zähnen (welche Kieferorthopädisch ab dem Kindesalter durch Spangen geschönt werden) und komplette Kieferfehlstellungen sind mehr und mehr sichtbar, da die Schwäche der Vor-Generation als Krankheitsanlage vererbt wird.

Zuckerschäden am Gebiss (und natürlich auch den Gesamtorganismus betreffend als Übergewicht, Diabetes und Herz-Kreislauf Erkrankungen) waren einst bei Urvölkern unbekannt. Durch die Globalisierung von Cola und Burger-Ketten sterben diese durchweg gesunden Urvölker leider zunehmend aus.

Wen wundert es da noch, wenn Nordamerika und Europa statistisch die meisten MS Patienten stellen? Schwarze Völker in Afrika bekommen praktisch keine MS, sofern sie noch ihre traditionelle Ernährungsweise beibehalten. Ureinwohner von Australien haben nur selten MS während australische und neuseeländische „Weiße" (höchster Zuckerkonsum weltweit) eine der höchsten MS-Häufigkeiten der Welt aufweisen. (18)

Die Häufigkeit von Multipler Sklerose wird mit der Häufigkeit von Karies und mit Amalgam in Zusammenhang gebracht.

Zahnschäden durch Zucker (Karies) werden zahnärztlich mit ausbohren und anschließender Ersatzfüllung durch Amalgam, Gold, Kunststoff oder Keramik behoben.

Amalgam stellt weltweit die preiswerteste Option dar. In Deutschland wird nur diese Füllung von der gesetzlichen Krankenkasse komplett bezahlt.

O - Impfungen

oder: Irrlichter

„Impfungen gehören zu den wichtigsten und wirksamsten präventiven Maßnahmen, die in der Medizin zur Verfügung stehen. Der beste Beweis dafür ist die fast vollständige Ausrottung von tödlichen Seuchen wie Pocken oder Kinderlähmung. Moderne Impfstoffe sind gut verträglich, und unerwünschte Arzneimittelnebenwirkungen werden nur in seltenen Fällen beobachtet" (1)

Da die Sonne der heutigen Schulmedizin sehr niedrig steht, werfen auch kleine Lügen große Schatten. Seit etwa 200 Jahren wird geimpft, und es ist der Medizin bis heute nicht gelungen, einen einzigen (Pharmalobby unabhängigen) Nachweis für die Wirksamkeit von Impfungen zu liefern!

Impfungen haben keine Krankheiten ausgerottet.
Mit Krankheitserregern ist es wie mit lästigen Vertretern: Ist die Grundlage da, kommen sie – entzieht man ihnen die Grundlage müssen sie gehen.

Im Buch von Karl Krafeld und Stefan Lanka lesen wir:

„Robert Koch führte den sinnlosen und grausamen Tierversuch ein, um zu behaupten, dass Bakterien Krankheiten verursachen (...)"
„Pasteur entdeckte, dass alle krankmachenden Bakterien auch in gesunden Menschen und Tieren leben und es Krankheitserreger gäbe, die man nicht sehen könnte. Sie seien kleiner als Bakterien und können auch unter der Anwesenheit von Sauerstoff Krankheitsgifte produzieren.
Man nannte diese fiktiven Erreger VIREN (Virus = lateinisch für GIFT)"
„Bis heute existiert nicht eine einzige hochschulmedizinische Behauptung darüber, welche biochemischen Vorgänge auch nur eines der als Krankheitsverursacher behaupteten Viren auslösen sollte." (8)

In pharmazeutisch unabhängigen Studien wurde bewiesen, dass Menschen, die sich zu Zeiten von diversen Seuchen haben impfen lassen an der jeweiligen Seuche erkrankt sind, während die Ungeimpften gesund blieben.

Auch werden die Krankheitserreger immer wieder als die bösen Verursacher hingestellt. Machen Sie sich bitte mit den Lehren der Neuen Medizin nach Hamer (11) vertraut.

Sehr interessant finde ich da die Lehren zu den Krankheitserregern. Bakterien und Pilze verursachen demzufolge keine Krankheiten, sondern helfen dem Organismus, eine Krankheit durch deren Anwesenheit AUSZUHEILEN! Bei bakteriell bedingten Symptomatiken konnte man wissenschaftlich bisher zwar das gehäufte Vorhandensein bestimmter Bakterien nachweisen, jedoch nicht deren Kausalität (Verursachung). (12)

Unsere Medizin ist zur Industrie geworden. Der Gedanke an eine heilsame Wirkung von Kinderkrankheiten grenzt heute an Ketzerei.

Früher stellten Ärzte nach durchgemachten Kinderkrankheiten oft einen Wachstums- und Entwicklungsschub fest. Wie soll das Immunsystem des Kindes gestärkt werden, wenn es dem Kampf gegen die Krankheit gar nicht kämpfen kann? Das immunste Kind wächst zu einem Erwachsenen heran, der nicht die geringste Immunität besitzt. (10)

Die Wissenschaftler im letzten Jahrhundert wussten um die Entgiftungsfunktion der Kinderkrankheiten.

Wussten sie eigentlich, dass es Heilpraktikern und Homöopathen laut dem Bundesseuchenschutzgesetzt VERBOTEN ist, Kinderkrankheiten zu behandeln? Früher durften erfahrene Homöopathen die Symptome etwas mildern und die Krankheit wurde nicht unterdrückt. Heute sind Kinderkrankheiten Meldepflichtig, daher besteht ein Behandlungsverbot für alle Nicht-Schulmediziner.

Für mich ist das ein ausgeklügelter, perverser Schachzug um das Immunsystem der Kinder auf Dauer zu schädigen.

Heute wird das Immunsystem in seiner Entwicklung von Anfang an unterdrückt. Das beginnt bei jeglicher Fieberunterdrückung durch Chemikalien und endet im Impfchaos.

Und drehen wir die These, dass nichtgeimpfte die geimpften anstecken würden (wie uns durch die Medien immerzu ins Hirn gehämmert wird) doch einmal um: Wenn eine aktive Masernimpfung Masernviren enthält, dann erkrankt das geimpfte Kind (meist subklinisch, also unbemerkt von Symptomen) und könnte ein Überträger des Virus sein. (12)

Auch wurde bewiesen, dass geimpfte Kinder viel öfter an Entwicklungs-störungen und Allergien leiden als ungeimpfte Kinder.

Die ganze Hetze um die „Impfmüden" habe ich schon aus den folgenden, sehr einfachen Gesichtspunkt heraus nie verstanden: Wie sollen ungeimpfte Kinder und Erwachsene die Geimpften anstecken? Die sind doch geimpft und damit angeblich geschützt!

Sollte es demzufolge nicht die Entscheidung des lebenden Menschen bleiben, ob er sich mit Schwermetallen & Co zu einem chronisch Kranken spritzen lässt? Geht es nach der Pharmaindustrie und der dahinterstehenden Politik, ist genau das nicht erwünscht.

Die braucht nämlich unmündige Schafe, die chronisch krank vor sich dahinsiechen. Denken sie darüber mal nach!

Schon Rudolf Steiner schrieb 1917: „Materialistische Mediziner werden den Kindern mit Impfstoffen die Seele austreiben – man impft gegen die Anlage zur Spiritualität"; weiter:
"Der größere Teil der Menschheit wird seinen Einfluß von Amerika, von dem Westen herüber haben, und der geht einer anderen Entwickelung entgegen. Der geht jener Entwickelung entgegen die heute [1916] sich erst in den idealistischen Spuren, gegenüber dem, was da kommt, in sympathischen Anfängen zeigt. Man kann sagen: Die Gegenwart [1916] hat es noch recht gut gegenüber dem, was da kommen wird, wenn die westliche Entwickelung immer

mehr und mehr ihre Blüten treibt. Es wird gar nicht lange dauern, wenn man das Jahr 2000 geschrieben haben wird, da wird nicht ein direktes, aber eine Art von Verbot für alles Denken von Amerika ausgehen, ein Gesetz, welches den Zweck haben wird, alles individuelle Denken zu unterdrücken."

Dr. Rudolf Steiner am 04.04.1916, in GA 167 (13)

„Viren als Sündenböcke: Es gibt zahlreiche Hinweise dafür, daß Viren und damit der monokausale-mikrobielle Ansatz erfunden wurden, um Impf- und Medikamentenschäden sowie toxische Schäden zu kaschieren." - Dr. Andreas Modrzejewski

Ich möchte an dieser Stelle nicht über das gesamte Ausmaß dieses Wahnsinns schreiben. Das haben in den letzten Jahren bereits hochqualifizierte, fleißige und mutige Menschen getan und kann von mir niemals im vollen Umfang in diesem Buch wiedergeben werden.

Wenn sie eine Übersicht über:

Alle Infektionskrankheiten und alle Impfstoffe; Das Ausmaß von Impfschäden (ja, verdammt noch mal - es gibt sie, und in den USA werden sie auch anerkannt, in Deutschland fast nie; aber in Deutschland bezahlen wir für anerkannte Schäden in den USA...) (3);

Die im Labor künstlich entwickelten Seuchen zur Angst- und Panikmache (z.B. Schweinegrippe) (4);

Den wahren Hintergrund der Bevölkerungskontrolle (Reduzierung der Menschheit, speziell auf dem afrikanischen Kontinent) und die Lüge der Pharmaindustrie mit all ihren Folgen (1);

gewinnen möchten, dann empfehle ich ihnen die Bücher aus den hinterlegten Quellennachweisen. Ein kompaktes Einführungswerk stellt „Impfen-das Geschäft mit der Angst" von Dr. med. G. Buchwald dar.

Im Zusammenhang mit Autoimmunkrankheiten, Krebs und vor allen Dingen Multipler Sklerose, möchte ich dennoch genauer auf die Inhaltsstoffe von Impfungen und deren Folgen hinweisen.

Vom Myelinisierungsprozeß und seiner Unterbrechung: (10)

Das Myelin (Mark) ist die zähe, weiße, fette, wasserundurchlässige Substanz, welche die Nerven umhüllt und somit isoliert. Die Entwicklung des Nervensystems des Kindes während der Schwangerschaft und nach der Geburt vollzieht sich in zwei Phasen.

Zuerst treten die Nervenfasern (Neuronen und Achsenzylinderfortsätze) in Erscheinung. Erst, wenn sie alle an Ort und Stelle sind, beginnt der Prozess der Umhüllung mit Mark. Bevor die Myelinisierung beginnt, also mit dem Zeitpunkt der Geburt, sind die Nervenfasern verletzlicher. Bei einigen Nerven fängt die Myelinisierung erst im Alter von 8 Monaten an. Sie entwickeln sich im unterschiedlichen Tempo (je nach neurologischem Sektor) in den weiteren 15 Jahren. Alles, was die Myelinisierung beeinträchtigt, behindert die neurologische Entwicklung und Reifung des Kindes.
Eine mit einer Impfung einhergehende Enzephalitis irgendwann im ersten Lebensjahr kann ohne weiteres den Myelinisierungsprozess unterbrechen und neurologische Schäden hervorrufen. Fast jede Impfung kann zu einer nichtinfektiösen Entzündungsreaktion führen, welche das Nervensystem tangiert. (10)

Laut dem Robert-Koch-Institut sollen Impfungen zum „frühest möglichen" Zeitpunkt erfolgen. (5)

Dieser Beginnt (noch) bei 6 Wochen. Die Regierungen planen, dass alle Neugeborenen zukünftig schon innerhalb von 12 Stunden nach ihrer Geburt ordentlich durchgeimpft werden! Säuglinge werden derzeit nach 8 Wochen (laut Leitlinien) mit ACHT Impfstoffen gleichzeitig vergiftet!

Allein im ersten Lebensjahr lautet die aktuelle Vorgabe insgesamt 30 verschiedene Impfstoffe zu verabreichen!

Ich bezweifle, dass die Eltern jemals eine Packungsbeilage inkl. der Auflistung möglicher Nebenwirkungen vom Kinderarzt erhalten haben.

Es ist völlig gegen die Grundregeln, Menschen gegen Krankheiten zu immunisieren, indem man artenfremde Tiereiweiße einimpft. Kein Wunder, dass das Immunsystem zerstörerisch auf die Fremdeiweiße reagiert. (1)

Doch nicht nur Fremdeiweiße greifen unser Immunsystem in unnatürlicher Art und Weise an.
Wussten sie, was in einem Impfstoff außerdem enthalten ist? (2)

Ammoniumsulfat (ein Salz von Ammoniak und Schwefelsäure), beta-propiolactone (Virusinaktivierung und Sterilisation), gentechnisch veränderte DNA von Bakterien und Viren, Mononatriumglutamat, Aluminium, Formaldehyd, diverse Mikroorganismen, Polysorbate (Öl in Wasser Emulgator), Tributylphosphate (Entschäumer und Virusinaktivator), Gentamicin Sulfate (antibiotisches Sulfatsalz) & Polymyxin B (Bakterienabtöter), Mercury = Quecksilber, Neomycin-Sulfate = Biosol (organischer Langzeitdünger), Phenoxylethanol (giftiges & ätzendes Zwischenprodukt zur Herstellung von Kunststoffen), menschliche und tierische Zellen - *und hier noch ein „Leckerli":* N-Acetyl-Galaktosaminidase, kurz: Nagalase.

Zum Thema Nagalase und Krebs, bzw. die Ausheilung von eingeimpften Krebserkrankung, sowie den getöteten Ärzten die darüber Informationen verbreiten wollten, verweise ich auf Dr. Leonard Coldwell. (6)

Von Tumorzellen gebildetes Nagalase wirkt immunsuppressiv und schließlich krebserregend! Es wird außerdem verdächtigt, Hautpauslöser für Autismus und plötzlichen Kindstod zu sein!
Eine sehr glaubwürde Theorie zum plötzlichen Kindstod ist folgende: Durch die Schwermetalle kommt es zu Entzündungen im ZNS. Wie bereits im Kapitel „Entzündungen" beschrieben, ist eine Entzündungsreaktion der natürlich angeborene Selbstheilungsreflex.

In diesem Fall versucht der Körper, die schädlichen Schwermetalle von den Nervenzellen fernzuhalten und baut eine Front in Form einer verdickten, für diverse Teilchen undurchdringbare Entzündungsbarriere auf. Teilweise folgen Lähmungen von Hirnnerven (siehe Autismus Symptome). Es kann ebenfalls passieren, dass in diesem Fall ein für den Atmungsprozess sehr wichtiger Gehirnnerv (Vagusnerv) Opfer des Angriffes wird. In diesem Fall versagt die Atmung plötzlich.

Das Autismus und SIDS (plötzlicher Kindstod) die gleiche Ursache haben, nämlich eine impfbedingte Enzephalitis ist eine Seite der dreckigen Medaille. Die andere zeigt in Impfprotokollen und Tagebüchern von Eltern: Stirbt das Kind NICHT an den Syndromen der Impfbedingten Atembeschwerden (plötzlicher Kindstod), sind andere Hirnnerven dennoch geschädigt und das Kind wächst es als Autist heran! (10)

In Deutschland sollen Schwangere (!) prinzipiell vorsorglich geimpft werden, so Empfehlungen des Robert Koch Institutes und des Paul Ehrlich Institutes.

Auch den MS Patienten wird eine regelmäßige Impfung geradezu aufgedrängt. Da das Immunsystem ja so schwach ist...
Bei MS Patienten ist die Blut-Hirn-Schranke ganz oder teilweise zerstört, da haben es die Giftstoffe in den Impfungen noch leichter, weitere Schäden anzurichten!

Bei Säuglingen und Kleinkindern ist diese Blut-Hirn-Schranke übrigens noch gar nicht vollständig aufgebaut!

Erahnen sie die Spätfolgen?

Ein Kind, das nach US-Impfplan geimpft wird, hat allein bis zum 6. Lebensjahr folgende schädliche Inhaltsstoffe unter die Haut gespritzt bekommen:
• 17.500 mcg 2-Phenoxyethanol (Frostschutzmittel)
• 5.700 mcg Aluminium (Nervengift)

- Unbekannte Menge von fetalem Rinderblut (fetales Serum von abgetriebenen Kälbern)
- 801,6 mcg Formaldehyd (krebserregendes Konservierungsmittel)
- 23.250 mcg Gelatine (zermahlene Schlachtabfälle)
- 500 mcg menschliches Albumin (menschliches Bluteiweiß)
- 760 mcg L-Mononatriumglutamat (MSG, verursacht Fettleibigkeit & Diabetes)
- Unbekannte Menge an MRC-5-Zellen (abgetriebene menschl. Föten – die finden Sie aber auch hochdosiert in Pepsi Cola...)
- mehr als 10 mcg Neomycin (Antibiotikum)
- mehr als 0,075 mcg Polymyxin B (Antibiotikum)
- mehr als 560 mcg Polysorbat 80 (krebserregend)
- 116 mcg Kaliumchlorid (wird in der Todesspritze verwendet)
- 188 mcg Kaliumphosphat (in Flüssigdünger verwendet)
- 260 mcg Natriumbicarbonat (Backpulver)
- 70 mcg Natriumborat (Borax, in Ungezieferbekämpfung verwendet)
- 54.100 mcg Natriumchlorid (Tafelsalz)
- Unbekannte Menge an Natriumcitrat (Lebensmittelzusatz)
- Unbekannte Menge an Natriumhydroxid (Vorsicht, ätzend!)
- 2.800 mcg Natriumphosphat (für jeden Organismus giftig)
- Unbekannte Menge an Natrium Dihydrogen Phosphat-Monohydrat (für jeden Organismus giftig)
- 32.000 mcg Sorbitol (darf nicht injiziert werden)
- 0,6 mcg Streptomycin (Antibiotikum)
- mehr als 40.000 mcg Saccharose (Haushalts- oder Rohrzucker)
- 35.000 mcg Hefeprotein (Pilz)
- 5.000 mcg Harnstoff (Stoffwechselabfall aus menschlichem Urin)
 (15)

Wissenswertes zu Adjuvantien:

Die Emulgator Lösung (Öl-in-Wasser Emulsion) versprechen laut Hersteller eine dauerhafte und schnellere Immunität und praktischerweise eine preiswerte Herstellung.

Es gibt mehrere Hinweise, dass diese Wirkverstärker hochtoxisch wirken. In Tierversuchen wurden Nervenentzündungen bis hin zur Auflösung von Nervengewebe, schwerste Allergien, verschiedene Autoimmunreaktionen, chronische Entzündungen und Unfruchtbarkeit nachgewiesen.

Wussten sie, dass in Deutschland Regierungs- mitarbeiter und die Armee mit adjuvansfreiem Impfstoff versorgt werden?

Ein Impfstoff, der in die Kritik geraten ist, nennt sich **FSME** (Zeckenimpfstoff / Schutz vor Hirnhautentzündung). Es wird berichtet von Spätfolgen wie Alzheimer, Unfruchtbarkeit, Nierenschäden, Migräne, Depressionen, Gelenkschäden, Rheuma, Pilzbefall, Neurodermitis und Multiple Sklerose!
Das wundert mich auch nicht, schließlich ist u.a. reichlich Aluminiumhydroxid und Quecksilber enthalten.
Für Quecksilber gibt es mittlerweile 32 verschiedene Bezeichnungen. Thiomersal als Natriumsalz einer Quecksilberverbindung führt zu Nerven- und Nierenschäden und wird wie Nagalase als Hauptauslöser für Autismus verdächtigt.
Wird Thiomersal (der 1931 eingeführte Quecksilberhaltige Konservierungsstoff) in den Körper eingebracht, entsteht sofort Ethyl-Quecksilber, welches relativ schnell aus dem Blut in die Organe gelangt. Ähnlich wie bei Hg(Quecksilber)-Dampf entsteht am Wirkort das giftige Hg(II).

Frühkindlicher Autismus wurde 1943 zum ersten Mal von Dr. Kanner an 11 Kindern, welche ca. 1930 geboren wurden, beschrieben. Seit dieser Zeit ist die Autismushäufigkeit in allen Industriestaaten kontinuierlich angestiegen und war bis Anfang der 90er-Jahre in Europa und USA etwa gleich (3–5 auf 10 000 Kinder).
Im Gegensatz zu anderen Ländern stieg in den USA dann aber die Autismushäufigkeit explosiv an (60–70 pro 10 000 Kinder).

Was war passiert?

Anfang der 90er-Jahre waren dort 3 zusätzliche Impfstoffe mit Thiomersal in das Impflichtimpfprogramm aufgenommen worden, wobei Säuglinge schon am Tag der Geburt Thiomersal erhielten (Hepatitis-B-Impfung). Bis zum 24. Lebensmonat bekam ein Kind in USA mit 30 Impfungen bis zu 237,5 µg Hg. Die verabreichte Hg-Dosis überstieg z.T. den für Methyl-Hg geltenden Grenzwert um das 50–300fache. (9)

Ein weiterer Impfstoff den ich erwähnen möchte, ist der Masernimpfstoff. Bei jedem zweiten Patienten soll es Probleme im Zentralnervensystem eines Maserngeimpften geben. Der Impfstoff wird mit Multipler Sklerose, chronisch-entzündlichen Darmerkrankungen, Asthma und Verhaltensstörungen in Verbindung gebracht. (1)

Und jetzt alle Mütter aufgepasst:
HEXAVAC, der 6fach Impfstoff für Säuglinge und Kleinkinder wird in das sich noch entwickelnde Immunsystem eingeimpft. In ein (noch) gesundes Immunsystem, welches sich ohne Impfung natürlich und stark entwickeln würde!

Hexavac enthält abgeschwächte Erreger gegen Kinderlähmung, Diphtherie, Tetanus, Keuchhusten, Haemophilus influenzae Typ b sowie Hepatitis B.
In der Packungsbeilage wird „Lang anhaltendes, unstillbares Schreien" als Nebenwirkungen genannt. Außerdem zu lesen: „Hexavac darf nicht verabreicht werden an Neugeborene und Heranwachsende" – „Und wenn ihr Kind als Folge einer früheren Impfung eine Hirnschädigung erlitten hat". (1)

Wo wir gerade bei den Beipackzetteln sind:
Beim Impfstoff gegen Keuchhusten steht: „Schrilles unstillbares Schreien bis zu 2 Stunden – mit anschließendem plötzlichen Kindstod"
Beim Hepatitis B und Zeckenimpfstoff (FSME) wird u.a. die Nebenwirkung Multiple Sklerose ganz unverfroren abgedruckt.
Egal ob giftiges Quecksilber oder (in Möbeln verbotenes) Formaldehyd: Die Hersteller von Impfstoffen haben in ihren Verträgen mit der Bundesregierung garantiert den gleichen Passus wie beim Impfstoff gegen die Schweinegrippe

aufgenommen: „Die Freistellung von jeglicher Haftung für die Nebenwirkungen." Somit muss ein geschädigter Impfling den Staat verklagen und nicht die Pharma-Firma (1)

Selbst die amerikanischen Impfstoffproduzenten profitieren von diesem perversen Spiel:

In den USA müssen die Hersteller die gerichtlich festgelegten Entschädigungsleistungen (meist mehrere Millionen Dollar) für die Impfschäden an ihre Opfer zahlen. Natürlich wird diese Ausgabe bei der nächsten Charge Impfstoffe im Verkaufspreis draufgeschlagen.

Die Firma Smith-Kline (jetzt GSK, Glaxo-Smith-Kline) hatte dazu den passenden Schachzug parat: Sie verlegte den Hauptfirmensitz für die Impfstoffherstellung nach Deutschland, denn hier trägt die Allgemeinheit die Entschädigungskosten für Impfschäden!

HPV - Eine Impfung gegen Krebs?

In England kollabierte die 14-jährige Natalie Morton rund 75 Minuten nach einer Impfung gegen Gebärmutterhalskrebs im Schulhauskorridor und verstarb auf der Stelle. Sie war nicht die einzige; inzwischen haben sich die Fälle gehäuft und in Spanien hat sich neulich sogar ein Gericht zu Gunsten der Opferpartei ausgesprochen.

Während sich die Anzeichen für die Gefährlichkeit dieser Injektionen allerorten mehren, versucht die Pharmalobby mit allen Mitteln der Propaganda dagegenzuhalten. Die Obama-Administration lockerte in den USA sogar die strikten Grenzwerte für den Quecksilbergehalt in Impfstoffen.

Doch damit nicht genug: Laut Krebsforscher Dr. Robert Bell ist Impfen ist Hauptursache für Krebs.

„Der Hauptgrund, wenn nicht die einzige Ursache für die monströse Zunahme von Krebs ist die Impfung. Krebserreger werden seit Jahrzehnten den

Impfstoffen beigemischt. Wer eins und eins zusammenzählen kann, sollte das makabere Geschäftsmodell der Pharma ziemlich schnell durchschaut haben." (16)

Hier eine Meldung aus dem Herbst 2016, welche an Lächerlichkeit kaum zu überbieten ist:

„Multiple Sklerose: Wir sind alle infiziert: Virale Bestandteile in Milch und Rindfleisch könnten multiple Sklerose auslösen, vermutet der Virologe Harald zur Hausen. (…) Frühere Forschungen von ihnen ermöglichten eine Impfung gegen Gebärmutterhalskrebs. Dafür wurden sie mit dem Nobelpreis ausgezeichnet. (…) Wären auch Impfungen gegen neurodegenerative Erkrankungen (MS) denkbar? - Das ist tatsächlich unser Ziel." (7)

Darauf habe ich nur gewartet: Ein Virus als Ursache für die MS!
Keine Gifte in Ernährung und Umwelt, keine Strahlen oder Schwermetalle. NEIN! Ein Virus soll es sein. Sicherlich wurde dieser – wie bei AIDS noch nie isoliert…
Aber das ist ja auch nicht wichtig. Hauptsache ein Schuldiger wird gefunden. Wenn sich dieser gegen die Anschuldigungen nicht wehren kann (weil es ihn gar nicht gibt…) – und die Forschung sogar einen Impfstoff dagegen entwickeln will - ist doch das Überleben der Pharmaindustrie in den nächsten Jahren gesichert!

Apropos schuldig: Bisher wurden Frauenmörder immer verurteilt und ins Gefängnis gesperrt. Wenn sie aber unter dem Schutz der Pharmaindustrie stehen, dann können sie junge Frauen durch eine kleine Spritze anscheinend vorsätzlich töten oder sie in den folgenden Jahren, oder Jahrzehnten an Krebs erkranken lassen!

Über direkte Todesfälle nach der HPV (Gebärmutterhalskrebs) Impfung wurde bereits in den Medien berichtet, über die Folgeschäden wie Krebs und Autoimmunkrankheiten wissen sie spätestens jetzt Bescheid!

Und die Verursacher werden sogar noch mit dem Nobelpreis ausgezeichnet. Eine verrückte Welt ist das!

P.S. - Es geht noch verrückter! Wegen Absatzschwierigkeiten sind jetzt sogar die Jungen dran: „STIKO empfiehlt (Juni 2018) die HPV-Impfung jetzt offiziell auch für Jungs!"
Das Robert-Koch-Institut ruft auf, auch Jungen im Alter von 9-14 mit dem Impfstoff gegen Gebärmutterhalskrebs zu verseuchen. (14)

Fällt ihnen dazu noch irgendetwas ein?
Mir nicht...

„Das Impfen ist, wenn man dessen Gefahren nicht kennt, eine Dummheit; wenn man sie kennt, ein Verbrechen."

Dr. med. Franz Hartmann, in „Der Impf-Friedhof"

P - Das Immunschwäche Syndrom

oder: Die AIDS Lüge

Die Schulmedizin schafft es immer wieder durch eine Sammlung von Symptomen ein Syndrom zu benennen um damit eine neue Erkrankung zu erfinden.

Dass die eigenständigen Symptome (wie bei der MS) die Folgen der eigentlichen Ursache sind, interessiert nicht. Schließlich soll ja niemand der „unbekannten Krankheit" auf die Schliche kommen. Sonst könnte jemand (zB. ein erfahrener Naturmediziner) womöglich die Krankheitsursachen im Körper ausleiten und ausHEILEN.

Nicht auszudenken, was mit unserer pharmazeutischen Industrie passieren würde! Ein weltweiter Umsatz von Jährlich 950 Milliarden US Dollar (1) würde wegfallen!

Die Menschen wären gesund und glücklich bis ins hohe Alter.

„Von was soll das bezahlt werden?" Fragen jetzt vielleicht diejenigen, die wissen, dass die Rentenkassen sowieso schon leer sind. Doch bei Einsparungen von weltweit 950 Mrd. Dollar jährlich wäre wohl das Problem der leeren Kassen auch gelöst.

Außerdem wären die Menschen bis ins hohe Alter viel leistungsfähiger und müssten sich nicht mit 60 Jahren in den Vorruhestand verabschieden, weil sie der Arbeitsleistung nicht mehr gewachsen sind. Der gesunde menschliche Körper ist auf 120 Jahre ausgelegt. Manche sprechen sogar von 150 Jahren. (3)

Es ist mir klar, dass unsere Generation, bei all der äußeren und inneren Vergiftung dies aller Voraussicht nicht schaffen kann.

Doch wenn wir nicht damit anfangen etwas an diesem Zustand zu ändern, sinkt die Überlebenszeit unserer Kinder, deren Kinder und Enkelkinder in den nächsten Jahren dramatisch!

Wollen sie das? Wollen sie ein Opferlamm sein, welches vollgestopft mit Giftstoffen von seinem Henker im weißen Kittel zur Schlachtbank geführt wird um dort zu sterben?

Die Krankheitserfinder machen genau das mit uns! Jede Erkrankung ist eine Definitionsfrage. Alles stützt sich heutzutage auf die Beweise aus fragwürdigen, teuren Laboranalysen und Geräten, die ihren Körper von innen oder außen bestrahlen oder durchleuchten. Das nennt sich dann Bildgebende Diagnostik und die braucht kein Mensch. Außer den Firmen, welche diese Geräte herstellen. Und sie verdienen nur daran, wenn die Gerätschaften „laufen".

Laboranalysen der Blutwerte finde ich ebenso fragwürdig. Natürlich lassen sich einige Dinge dort sofort erkennen. Aber ein guter Arzt und Heiler braucht die Werte eines einzelnen Organes nicht!

Der Körper zeigt an vielen anderen Stellen seiner Oberfläche Krankheitszeichen, die keiner Folter durch Nadeln, Endoskope oder Verseuchung mit radioaktiven Substanzen zur Sichtung bedarf.

Um all das zu verbergen werden wir zunehmend in einen Dschungel aus Fachbegriffen, neuen Analyse Verfahren, neuen Bluttests und toll klingenden Mutmaßungen geworfen.

Die meisten „Götter in Weiß" führen uns in einen Irrgarten, in dem wir kaum merken werden, dass wir vor ein paar Jahren oder Tagen genau an der gleichen Stelle schon einmal waren.

Irgendwann kommen sie hoffentlich dahinter, dass ihnen die Geldeintreiber dieser Welt Jahre lang nur Lügen erzählt haben. Und das alles nur, um sich an ihnen zu bereichern!

Neben der MS ist ein weiteres trauriges Beispiel die Erkrankung AIDS.

Diese Erkrankung wird schon gar nicht mehr nur aus Symptomen zusammengesetzt. Eigenständige, verschiedenen Krankheiten, welche in sich wiederum viele unterschiedliche Symptome enthalten, werden zur Diagnose AIDS zusammengefasst.

Die Schulmedizin behauptet, dass eine Ansteckung mit dem HI Virus das Immunsystem zusammenbrechen lässt. Doch das zusammen-gebrochene Immunsystem war schon vorher da, und die (sogenannte) HIV Infektion ist deren Folge. Wie bei der MS werden Ursache und Wirkung vertauscht.

Es ist alles eine Frage der Grundlage. Schon Robert Koch musste in den letzten Jahren seines Lebens erkennen, dass er irrte. Nicht die Krankheitserreger machen die Krankheit, sondern die Grundlage ist der Nährboden! Wenn die Erreger den notwendigen Nährboden nicht vorfinden dann sind sie unschädlich.

Unser Immunsystem bewacht und steuert diesen hauseigenen Nährboden. Bei der MS wird das Immunsystem mit der angeblichen Therapie dieser Krankheit vernichtet. Wie der Krankheit mit den „tausend Gesichtern", die besser Krankheit der „tausend Lügen" heißen sollte, werden auch bei HIV und AIDS die Ursachen verschleiert.

Das Immunsystem eines HI Virus-Positiven Patienten wurde jahrelang zerstört. Natürlich gibt es eine Häufung in sogenannten „Szenen" (Homsexuelle, Prostituierte oder Drogenabhängige).
Ende der 90´er Jahre entdeckten Forscher in den USA ein Virus, dass bei stark Immungeschwächten Menschen vorkommt. Später hieß dieses Virus „HIV" (Humanes Immundefizienz-Virus) und muss bis heute als Verursacher für AIDS herhalten!
Bis heute konnte kein einziger Wissenschaftler dieses Virus tatsächlich isolieren. Es gibt stattdessen vermehrt Hinweise, dass Nachweise dieser Viren in Studien gefälscht wurden.

Ein absoluter Lacher ist der Nachweis von HIV mittels Bluttest: Auf den Teststreifen der sogenannten AIDS Tests befinden sich Proteine, von denen Wissenschaftler meinen, dass sie HIV spezifisch wären. Wenn von den verschiedenen Eiweiß Typen des Menschen eine Überstimmung sichtbar wird, so wäre der Nachweis erbracht. Die Mediziner wissen ja noch nicht einmal, welches Eiweiß was im Körper macht. Woher wollen sie dann wissen, welches Eiweiß spezifisch für einen ganz bestimmten Virus ist?

Auch nach Drogen & Alkoholkonsum, sowie nach Impfungen soll der AIDS Test mehrfach falsch-positive Ergebnisse gebracht haben.

Natürlich bleibt die Frage nach der Immunschwäche und deren Ursache. Es ist die Grundlage. Das Immunsystem von Drogenabhängigen, Homosexuellen und Prostituierten (das sind die am häufigsten genannten AIDS - Opfer) wurde ein Leben lang misshandelt!

Von sexuell anregenden Drogen über die stetige Einnahme von Anti-Virus, Anti-Pilz und Anti-Biotika (wegen zahlreicher Geschlechts-krankheiten) bis hin zum tatsächlichen Abusus (Abhängigkeit von Medikamenten und Drogen).

Auch auf dem afrikanischen Kontinent wütet die „Seuche" seit über 30 Jahren. In den Ländern der Dritten Welt haben die Menschen durch fehlende Hygiene und Hunger ebenfalls ein stark geschwächtes Immunsystem.

Von Immunsystem aufbauenden Präparaten wie Echinacea oder Vitamin C rät die Schulmedizin strikt ab! Der Patient soll eben nicht geheilt werden.

Die AIDS Patienten sterben nicht an der Krankheit, sondern an ihrer Therapie!

Ein antiviraler Cocktail wird jedem HIV-positiven Menschen verordnet. Auch wenn er noch gar keine Beschwerden beklagt!

Die Symptome der angeblichen Krankheit AIDS entsprechen komischerweise den Nebenwirkungen der „Therapeutika".

Retrovir, Videx, Hivid, Zerit, Epivir und Abacvir wahren in den 90'er Jahren die Blockbuster der Pharmaindustrie.

Mit interessanten Nebenwirkungen: Anämie (Blutarmut), Magen- Darm-Beschwerden, Kopfschmerzen, Schlafstörungen, schnelle Ermüdbarkeit

(Fatique), Entzündung der Bauchspeicheldrüse (übrigens auch bei MS „Therapeutikum Laquinimod"), Übelkeit, Durchfall, Schädigung des peripheren Nervensystems und orale Geschwüre.

Retrovir (AZT) stammt aus der Krebsforschung (Abtötung von zu vielen weißen Blutkörperchen / Lymphozyten) und tötet lebende Zellen.
Am stärksten betrifft es die sich schnell teilenden Zellen. Dadurch gehen Knochenmarksstammzellen (Blutbildung) zugrunde, es folgt eine Anämie. Diese ist auch sichtbar (Haut und Schleimhäute) und bedarf keiner Bestimmung über Laborparameter!
Ebenso zerstört Retrovir die Darmschleimhaut. Die Aufnahme von Nährstoffen ist somit nicht mehr gewährleistet. Es folgen Muskelschwund und Organversagen.

Egal ob AZT, ddC, ddI, d4T oder 3TC (Wirkstoffgruppen der oben genannten Medikamente) – alle gängigen und kombinierten (meist 3-Fach Kombinationen) Medikamente haben schwerste Nebenwirkungen und führen zum klinischen Bild von AIDS.
Das Immunsystem bricht infolge der Medikamentenvergiftung zusammen und führt zu einem viel schnelleren und qualvollerem Tod, als es AIDS Patienten, die sich niemals dieser Behandlung aussetzten, wiederfährt.

Als das sogenannte klinische Vollbild von AIDS wird genannt: bösartige Geschwüre (maligne Krebserkrankungen), chronische Hepatitis und opportunistische Infektionen.

Kommt ihnen der Begriff bekannt vor? Sie haben ihn unter Fingolimod, roter Hand Brief gelesen!

Als typische AIDS definierende Erkrankungen sollen auch Tuberkulose, Lungenentzündung, Pilzinfektionen der oberen Atemwege, Tumore wie das Kaposi Sarkom (ein Krebsgeschwür auf Haut oder Schleimhaut) und Gebärmutterhalskrebs sein. (2)

• • •

Die sehr teuren HIV Medikamente (weltweiter Umsatz in Milliarden- höhe) töten die Patienten. Den HI Virus töten sie bestimmt nicht. Den gibt es mit Sicherheit gar nicht.

Egal ob Glaxo Smith Kline, Bristol-Myers Squibb, Hoffmann-La Roche, MSD, ViiV oder Gilead, in den folgenden Jahren sind allein in den Industrieländern diesen Firmen Gewinne in Millionenhöhe gesichert.

Laut „Bild der Wissenschaft von 1992" gibt es diese interessante Definition: „AIDS sei eine erworbene *(ah, also doch keine „ansteckende")* Immunschwäche, die sich auch ICL nennt".

ICL = Idiopathische (erworbene) CD4 positive T-Lymphozytopenie"

Diese CD4 T-Lymphozytopenie kann auch künstlich erzeugt werden. Ahnen sie es? Durch Medikamente mit Immunsuppressiver Wirkung, z.B. MS-Therapeutika!

Dieses Kapitel ist entstanden, nachdem ich das Buch „AIDS - der große Bluff der Schulmedizin" von Michael Hoffmann gelesen hatte. Als ich mich daraufhin in weitere Recherchen gestürzt hatte, erkannte ich die Wahrheit. Nicht nur über AIDS, sondern über eine weitere Gefahr der MS Therapie durch jahrelange Unterdrückung des Immunsystems!
Die gesamte Grundlage dieses Kapitels basiert auf diesem Buch. (4)

Q – Darmgesund

oder: Sättigende Brandlöscher

Fangen wir ganz einfach an und arbeiten uns langsam durch den Dschungel unseres Darmes. Dazu holen sie sich erst mal ein großes Glas Wasser oder eine wohlschmeckende Tasse Tee.

Ungesüßter Tee (in Bio Qualität), Wasser (still) und Fruchtsäfte mit geringen Kristallzuckeranteil sollten für sie ab sofort die Hauptflüssigkeitsquelle darstellen. Trinken sie am besten 2-3 Liter täglich - bei gesunden Nieren. Achten sie beim Trinkwasser auf mineralstoffreiches, fluoridfreies Wasser mit einem leicht basischen pH-Wert (am besten aus mineralischen Tiefenquellen).

Mit einer ausreichenden Wasserversorgung ermöglichen sie ihrem Körper die reibungslosen Abläufe diverser Zellfunktionen. Nur ein gut mit Wasser versorgter Organismus kann Schadstoffe und entzündungsfördernde Giftstoffe ausleiten. Das Lymphsystem wird gereinigt, Schlacken werden ausgeschieden und Entzündungen kann vorgebeugt werden.

Zitronenwasser schmeckt vielen besser als stilles Wasser. Es beschleunigt außerdem die Entsäuerung und Ausleitung von Giftstoffen. Die Zitrone hat ebenfalls eine entzündungshemmende Wirkung. Bitte achten sie beim Kauf unbedingt auf Bio-Qualität ohne zugespritzte Schadstoffe.
Wenn sie sich nicht ganz sicher sind, dann verwenden sie das Fruchtfleisch, meiden aber unbedingt den weißen Rand unter der Schale. Dort sammeln sich die meisten Schadstoffe und machen das weiße Fleisch bitter.

Der Verbrauch von alkoholischen Getränken sollte stark eingeschränkt werden, da zu viel Alkohol ebenfalls Entzündungen fördert. Ein reines Bier oder ein guter Wein dürfen gern ein Genussmittel bleiben – sofern es vertragen wird.

Viele Menschen mit Allergien vertragen das zu viel an Histamin im Rotwein nicht und laufen Gefahr die Schleimhäute in Darm und Atemwegen zu überreizen.

Bei Erkältungskrankheiten eignet sich übrigens hervorragend grüner Tee (zur Infektabwehr) oder Thymiantee (zum Schleimlösen).

Es wurde nirgendwo klar belegt, dass eine Erkältung oder Grippe durch Antibiotika oder entzündungshemmende Arzneien schneller ausheilt.

Vertrauen sie auf altbewährte Hausmittel. Antiviral und Antibakteriell wirken Knoblauch, Zwiebel und Ingwer. Kurz gekocht und mit Honig vermischt lässt sich daraus ein prima Erkältungssirup herstellen.

Kaufen sie keine fertigen Nahrungsmittel ein, sondern Lebensmittel. Bereiten sie diese schonend zu. Sie erhalten dadurch nicht nur eine vitamin- und nährstoffreiche Mahlzeit, sondern garantiert eine ohne Glutamat.

Meiden sie, durch die Werbung angepriesene Artikel zur Darmgesundheit wie „Actimel", „Pro Cult", „LC1" oder andere.

Sogenannte probiotische Joghurts und Drinks sind nach Einschätzung mancher Wissenschaftler schädlich und schwächen das Immunsystem. So können Probiotika an sich Allergien auslösen und sind absolute Volksverblödung, da ein einziges Bakterium im Darm unter Billionen anderen Bakterien sowieso untergeht.

Ein herkömmlicher Naturjoghurt ist billiger und enthält weniger bis gar keinen Zucker. (5)

Schränken sie den Verzehr von Zucker so gut es ihnen möglich ist ein und meiden Zuckeraustauschstoffe. Zucker, sowie Kohlehydrate im Allgemeinen sind Entzündungsförderer in Lebensmitteln.

Zum Mehl gibt es folgendes zu beachten: Beim Auszugsmehl wurde der Vitamin E haltige Keimling und die Schale entfernt. Das Auszugsmehl ist ein nährstofffreies Endprodukt.

Vollkornprodukte enthalten diesen Keimling noch und sind somit wesentlich gesünder. Allerdings werden Vollkornprodukte oft nicht vertragen und sind bei Patienten mit Darmerkrankungen (z.B. Colitis Ulcerosa) oft sogar strengstens untersagt. Das „volle Korn" samt seiner Schale ist Gewiss für den gesunden Darm eine Ballaststoff- und Vitaminbereicherung. Bei einer entzündeten Darmschleimhaut wirkt es aber wie Sandpapier und verursacht noch mehr Beschwerden!

Zum Thema Kohlehydrate, Getreide und Zucker empfehle ich unbedingt „Unsere Nahrung – unser Schicksal" und „Zucker – Krank durch Fabrikzucker" von Dr. med. Max Otto Bruker zu lesen.

Auch eine ausreichende und ausgewogene Mineralstoffversorgung wirkt Entzündungen entgegen. Als König der entzündungshemmenden Mineralstoffe kann man Magnesium bezeichnen.

Amaranth, Quinoa, Hirse, Vollkornreis, Kürbiskerne, Mohn, Sonnenblumenkerne, Mandeln, Sesam, frische Ziegenmilch, Meeresalgen, Mangold, Spinat, Brennnessel, Portulak, Basilikum, Majoran und Salbei enthalten besonders viel Magnesium und sollten in einer entzündungshemmenden Ernährung nicht fehlen.

Bei Ölen und Fetten auf Kokosöl, Leinöl (nie erhitzen), Olivenöl und Butter zurückgreifen. Ja: Butter!

Dass Butter ein Bösewicht sei und Margarine ein Lebensverjüngerer, das war eine ganz große Lüge der Nahrungsmittelindustrie! Leider verdient die Pharmaindustrie noch immer an dieser Lüge.

Als Chemiker vor etwa 100 Jahren die Fetthärtung erfunden hatten, wurde es möglich aus flüssigen Pflanzenölen streichfähige und länger haltbare Produkte herzustellen. Noch schädlicher als Margarine an sich sind Transfettsäuren, welche durch das Erhitzen dieser Fette entstehen.

Gehärtete Fette und Transfettsäuren sind die Hauptursache von Herz-Kreislauf-Erkrankungen und Diabetes. Sie erhöhen den Anteil an „schlechtem Cholesterin" im Blut, sorgen für Bluthochdruck und sorgen im Immunsystem für Reizungen und Entzündungen. (2)

• • •

Transfette finden sich vor allen in Pommes, Chips, alle frittierten Lebensmittel wie Chicken Wings, in Berlinern und Blätterteig, Fertigsuppen, Wurst und selbst in Müsliriegeln oder Frühstücksflocken.

Während es in Deutschland keinerlei Einschränkungen gibt, werden in Dänemark nur noch 2% Anteilig an Transfettsäuren in Lebensmitteln erlaubt und in New York wurden Transfettsäuren 2008 komplett verboten. (3)

Wem glauben sie mehr? Dem Erfolg der natürlichen Lebensmittel, welche die Menschheit Jahrhunderte lang gesund und schlank hat bleiben lassen - oder der Werbeindustrie?

Diese arbeitet Hand in Hand mit der Pharmaindustrie zusammen, um ihnen Margarine schmackhaft zu machen.

Nicht weil sie gesund ist, sondern sie bei häufigem Verzehr ihren Cholesterinwert in die Höhe treibt! Daraufhin wird ihnen der Hausarzt einen Cholesterinsenker verordnen.

Dessen Nebenwirkungen (Speiseröhrenkrebs, Grauer Star, Nieren- und Leberversagen) müssen dann mit anderen Arzneimitteln „behandelt" werden.

Somit wäscht wieder einmal eine Hand die Andere!

Lassen sie sich also nicht die Butter vom Brot nehmen, doch beachten sie:
Im Allgemeinen sollten tierische Produkte generell reduziert werden, da Fleisch oder Milchprodukte sehr viele Entzündungsförderer enthalten! Besonders Kuhmilch wird oft weniger gut vertragen und ist keineswegs für die Schulkinder eine „überlebensnotwendige" Kalziumquelle. Überlegen sie doch mal, welches andere Säugetier ernährt seine Kinder mit Fremdeiweiß (fremder Milch)?
Wer auf Milch nicht verzichten möchte, darf es gern mit Ziegenmilch probieren. Diese enthält einen viel geringen Anteil an Fremdeiweißen und wird daher sogar zur Unterstützung bei der Aufzucht von Katzen- und Hundewelpen genutzt.
Bei Sojamilch bin ich sehr skeptisch. Soja ohne Zufuhr von Genmanipulationen und Giften aus dem Hause Monsanto wird es wohl kaum noch geben.

• • •

Bei Fleischprodukten ist es für ihre Gesundheit wichtig, auf die Qualität zu achten und die Quantität zu senken.

Also wenig vom Guten statt viel vom Schlechten. Bei all den Gammelfleisch- und Antibiotikaskandalen da kann einem ja nur noch schlecht werden! Kaufen sie frisches Fleisch vom Bio Bauern aus ihrer Umgebung oder schussfrisch vom Jäger. Das hat Herkunftsgarantie, sonst gar nichts!

Und da Fleisch möglichst nur einmal pro Woche auf dem Speiseplan stehen sollte, kommen wir nun zu wahren Entzündungshemmern:

Grünes Blattgemüse ist voll mit Antioxidantien, welche helfen, die Gesundheit auf zellulärer Ebene wiederherzustellen. Es gibt viele unterschiedliche Arten von grünem Blattgemüse. Auf der einen Seite haben wir die üblichen Verdächtigen wie Spinat und Grünkohl. Auf der anderen Seite die weniger bekannten, aber ebenso leckeren und gesunden Gemüse, wie Mangold, Rucola, Blattkohl und Ruten-Kohl (auch bekannt als Brauner Senf, Indischer Senf oder Sareptasenf). (5)

Broccoli, Blumenkohl, Weißkohl und Rosenkohl und andere Gemüsearten aus der Gattung der Kreuzblüter sind vollgepackt mit Antioxidantien, Flavanoiden, Carotinoiden und Schlüsselvitaminen wie Vitamin C. Diese Nährstoffe arbeiten zusammen, um oxidativen Stress im Körper zu reduzieren und chronische Entzündungen zu bekämpfen. (4)

Auch Möhren sind nicht nur überdurchschnittlich reich an Vitaminen und Mineralstoffen, sondern liefern ein Dutzend an entzündungshemmenden Wirkstoffen.

Rote Bete - Durchblutungsfördernd und zellbildend:
Wie es ihre tiefrote Farbe bereits verrät, enthält Rote Bete das Antixodant Betalain, das ebenfalls hilft, Zellen zu reparieren, die von einer Entzündung angegriffen wurden. Rote Bete unterstützt außerdem die Durchblutung. Das rote

Gemüse enthält hohe Mengen der entzündungshemmenden Mineralien Kalium und Magnesium. (4)

Zwiebeln und Knoblauch stimulieren durch Schwefelverbindungen nicht nur die Schutzmechanismen des Immunsystems gegen diverse krankheitserregende Eindringlinge, sondern sind ebenfalls ein altbewährtes Hausmittel gegen Entzündungen.

Walnüsse sind reich an Omega 3 Fettsäuren und Mineralspurenelementen. Sie gelten als „Gehirn-Futter", da sie spezielle Phytonährstoffe enthalten, die gegen den Abbau von kognitiver Leistungsfähigkeit wirken. Walnüsse sollen beruhigend auf ein überaktives Immunsystem wirken und helfen, Entzündungen zu reduzieren. (4)

Nach alten Überlieferungen werden Kurkuma- und Ingwerwurzeln sowohl in der traditionellen indischen, als auch in der chinesischen Medizin als starkes entzündungshemmendes Mittel verwendet. Die entzündungshemmende Wirkkraft soll mit starken chemischen Medikamenten vergleichbar sein, ohne deren Nebenwirkungen nach sich zu ziehen. (2)

Kurkuma wird seit mehreren tausend Jahren als Gewürz verwendet. Curcumin, der orangegelbe Farbstoff in der Kurkuma ist ein echter Entzündungshemmer. Forschungen ergaben, dass es eine stärkere entzündungshemmendere Wirkung als Aspirin und Ibuprofen hat. Und das ganz ohne die Nebenwirkungen. (5)

Kirschen sind die stärksten Entzündungshemmer, die uns die Natur zu bieten hat. Der Inhaltsstoff, ein antioxidativer Pflanzenfarbstoff aus der Gruppe der Flavonoide, soll nicht nur oxidative Prozesse im Körper stoppen, sondern auch als alternatives Schmerzmittel erstaunliche Leistungen erbringen. (2)

Die Ananas ist ein weiterer natürlicher Entzündungshemmer – sie enthält eine große Menge des Verdauungsenzyms Bromelain und hilft, das Immunsystem zu regulieren, sodass es nicht auf Entzündungen reagiert. Die tropische Frucht verfügt außerdem über viele Mineralien und Vitamine (z.B. Vitamin C), das Spurenelement Mangan (wichtig für die Knochen) und Kalium. (5)

Auch Blaubeeren wirken entzündungshemmend. Der natürlich enthaltene gelbe Farbstoff (Quercetin) gilt als kraftvolles Antioxidans, welches hilft Entzündungen zu bekämpfen. Brombeeren und Erdbeeren enthalten ebenfalls eine große Anzahl an unterschiedlichen Anti-oxidantien. (5)

Ausheilung des Leaky Gut und Schwermetallausleitung:

Sie wissen jetzt, dass chemische Zusatzstoffe, Umweltgifte und Quecksilber aus Amalgamfüllungen die Schleimhäute des Darms angreifen. Der Darm wird durch Schwermetalle perforiert (löchrig gemacht -> Leaky-Gut-Syndrom) und plötzlich gelangen über den Darm Gifte in den Körper, welche Allergien und Nahrungsmittel-unverträglichkeiten auslösen.

Zum Wiederaufbau der Darmwand und damit zur Ausheilung des Leaky Gut Syndroms empfehle ich eine kollagenreiche Kost. Kollagen kittet die Darmwände und macht diese wieder dicht. Kaufen sie sich einmal pro Woche ein Suppenhuhn, am besten beim Bauern oder Metzger ihres Vertrauens. Kochen sie es einige Stunden aus, geben Gemüse und frische Kräuter hinzu und genießen sie anschließend die „Fette Brühe".
Dass das Suppenhuhn in seine Bestandteile zerfällt, liegt am frei gewordenen Kollagen. Es war zuvor in Knorpeln und Sehen gebunden und hilft nun die Löcher in Ihrem Darm zu verschließen.
Als Gewürz empfehle ich besonders Koriander, Majoran und Petersilie. Auch diesen wird nachgesagt, dass sie Schwermetalle binden und ausleiten.
Aber Achtung: kauen sie diese Kräuter niemals ohne gezielte Schwermetallausleitung, wenn sie Amalgam in den Zähnen haben!

Auch wenn er vielen nicht schmeckt: Zistrosen Tee (Cistus Incanus) befördert ebenfalls Schwermetalle aus dem Körper.

Zur Entgiftung eignen sich ebenfalls Chlorella Algen nachweisbar sehr gut. Diese leiten Schwermetalle, Chemikalien und Mykotoxine aus dem Darm. Am besten kombinieren sie Chlorella mit Spirulina Algen. Achten sie beim Kauf auf höchste Qualität, in Billigprodukten wurden ebenfalls Verunreinigungen mit Schwermetallen nachgewiesen.

Die antioxidativen Kräfte des Chlorophylls der Algen schützen den Körper vor den Auswirkungen freier Radikale. Entzündungsprozesse werden somit unterbunden und dem Entarten von Zellen (Krebs) kann entgegengewirkt werden. (1)

Unterstützend wirken kann dabei eine Fastenkur. Diese sollte jedoch nur unter ärztlicher- oder Heilpraktiker-Aufsicht erfolgen. Denn die Schwemme der freigewordenen Giftstoffe muss gezielt ausgeleitet werden.

Für eine Entgiftung über den Darm sollten sie sich unbedingt die Unterstützung eines Mediziners zu sichern. Das lösen und binden der Gifte im Körper und deren Ausscheidung über den Darm ist besonders kritisch bei Schwermetalleinlagerungen und kann zu akuten Vergiftungserscheinungen führen! Es ist ratsam, sich je nach eigenem Ermessen in die Hände eines erfahrenen Naturmediziners, Umweltmediziners oder Heilpraktikers zu begeben.

Bei meinen Recherchen bin ich auf einen Arzt aufmerksam geworden, welcher auf dem Gebiet der Schwermetallausleitung auch MS Patienten behandelt:

Dr. Joachim Mutter, Praxis für Umwelt- und Integrative Medizin, Lohnerhofstr. 2, 78467 Konstanz.

Von ihm stammen die folgenden Auszüge zum Thema Kiefersanierung *(einige Erklärungen von mir dazu kursiv ergänzt):*

Entfernung von Amalgam:
„Multiple Sklerose durch Schwermetalle: Therapiekonzept 2017.

• • •

Die Therapie in der Schweizer Klinik umfasst die genaue Diagnose von möglichen Amalgamresten im Kieferknochen und Schleimhaut mittels DVT *(bildgebende Tomographie)* des Kiefers. Bei Vorhandensein *(von Amalgamresten)* sollten diese mit höchsten Schutzmaßnahmen entfernt werden. Beim Ausbohren von Amalgamfüllungen ohne Schutz-maßnahmen, wird ein Vielfaches von Quecksilberdämpfen freigesetzt. Da der Patient *(während der Ausbohrung)* atmet, werden Quecksilber- dämpfe in der Lunge zu etwa 80 % resorbiert. Unserer Erfahrung nach und nach Angaben anderer Therapeuten, treten oft erst nach dem Ausbohren und Manipulieren (Polieren, Wurzelkanalbehandlung, Zahnreinigung) von Amalgam Krankheiten und MS auf, bzw. treten Verschlechterungen auf (LINDH et al. 2002).

Zusätzlich werden mittels Diätetik und Medikamenten (oral und intravenös) der Vitalstoffstatus optimiert, der wiederum zu einer antiinflammatorischen *(entzündungshemmenden)* Wirkung führt.

Mittels Gaben von spezifischen Dekorporationsmittel *(Ausleitungsmittel)* gegen Quecksilber wird die Körperlast an diesem hochgiftigen Schwermetall reduziert. Weiterhin ist die Klinik strahlengeschützt, das bedeutet wenig Funkbelastungen.

Die Therapie besteht kurzgefasst aus:

• einer angepassten Ernährungsumstellung

• gegebenenfalls gezielten Gabe von Mikronährstoffen (je nach Laborbefunden und Krankheiten)

• der Reduzierung anderer möglicher physikalischer und/oder chemischer krankmachender Faktoren

• der speziellen operativen Sanierung der im CT (768 Matrix) oder DVT gefundenen Pathologien im Zahn-, Mund- und Kieferbereich bei höchsten Schutzmaßnahmen (u.a. umfangreicher Atemwegs- und Schleimhautschutz) unter Einsatz neuartiger Operationtechniken (z.B. Piezosurgery, metallfreie Keramikimplantate),

• der Dekorporation *(Ausleitung)* von krankmachenden Giftstoffen, oftmals Schwermetalle mit Medikamenten und deren innovativen Kombinationen

• falls nach Schritten 1-5 noch erforderlich, der gezielten Behandlung von chronischen Infekten

Nach einer Amalgamentfernung unter Schutzmaßnahmen konnte bei MS-Kranken eine Normalisierung der Liquorzusammensetzung anhand der Elektrophorese beobachtet werden. Dabei verschwanden auch die oligoklonalen Banden im Liquor (HUGGINS 1998).

Zu unserem Erstaunen gab es auch hier einige Erfolge bei als unheilbar geltenden Krankheiten, wie Parkinson, Alzheimer, primär- bzw. sekundär chronisch progredienten Multiple Sklerose- Formen oder der meist tödlichen Amyotrophen Lateral Sklerose (ALS).

Es wird in einem Fallbericht über eine komplette Remisionen von ALS nach Entfernung von Amalgam und Entgiftung berichtet [Rhede & Pleva 1994].
In einer neuen Forschungsarbeit wurde ein Patient durch forcierte Entgiftung und Kiefersanierung mit Schutzmaßnahmen geheilt [Mangelsdorf et al. 2017]."

Vielen Dank für diese Aufschlussreichen Details. Natürlich übernehmen die gesetzlichen Krankenkassen die Kosten einer solchen Behandlung nicht. Obwohl sie durch die einzige kostenfreie Zahnfüllung das ganze Schlamassel verursacht haben!

R - Kerngesund

oder: Ich habe gar keine MS

Dass die pharmazeutische Industrie nicht an einer Heilung interessiert ist, wissen sie inzwischen. Sie brauchen also nicht auf Hilfe anderer zu warten. Sie selbst müssen aktiv werden um aus dem Teufelskreis der chronischen Entzündungen zu gelangen.

Dabei lohnt es sich jederzeit etwas im Alltag zu ändern! Fangen sie mit kleinen Schritten an.

Dass die Blut-Hirn-Schranke wohl nur noch bei wenigen Menschen intakt sein dürfte, ergibt sich aus Einwirkung und Schädigung hochfrequenter elektromagnetische Felder. Dieser „unsichtbaren Umweltverschmutzung" kann sich leider niemand mehr komplett entziehen – aber sie vermindern.

Telefonieren sie mit Festnetztelefonen anstatt mit Handys. Vermeiden sie die permanente Nutzung von Laptop und I-Phone um kabellos im Internet zu surfen. Mit Kabel funktioniert es auch – und strahlungsfrei.

Gestalten sie Ihren Schlafraum stromlos, ein Batteriebetriebener Wecker ersetzt ihren Funkwecker ausreichend.

Vermeiden sie die Anschaffung von nutzlosen und teuren Smart-Home Krempel. Das „vernetzte und intelligente Heim" wurde übgrigens nicht zum Nutzen ihrer Bequemlichkeit erfunden, sondern dient der Überwachung (George Orwell´s „1984" lässt grüßen…) durch den Staat!

Falls sie ein Grundstück besitzen, pflanzen sie Bäume um ihr Haus. Holz (lebendiges mehr als totes) schirmt elektromagnetische Strahlen ab.

Vermeiden sie unbedingt, sich der Quecksilberverseuchung durch Energiesparlampen auszusetzen. Im gesunden gelben Lichtspektrum der

• • •

wärmenden Glühbirne (es gibt noch ausreichend Restbestände zu kaufen), oder gar bei Kerzenschein liest es sich doch viel angenehmer.

Wägen sie Untersuchungen wie CT, MRT, Röntgen und Mammographien genau ab. Das sind alles Abschreibungsobjekte, die nur Geld bringen, wenn sie laufen! Unwissende Patienten werden unter dem Vorwand Krebsvorsorge zu betreiben zu Krebsopfern gemacht.

Pro Mammographie wird die weibliche Brust 4000 Milirem (Ionendosis der Röntgenstrahlung) ausgesetzt. Röntgenstrahlen zerstören nachweislich Zellen und verursachen Krebs. Wenn eine Frau also regelmäßig zur Mammographie geht, ist es dann ein Wunder, dass nach einigen Jahren ein Geschwür vorhanden ist?

Eine Biopsie (Männer aufgepasst: Prostatakrebs entsteht hauptsächlich daraus!) verbreitet den Krebs im ganzen Körper. Denn der abgeschlossene Tumor wird durch den Einstich der Biopsie-Nadel eröffnet und streut nun über den Lymph-/Blut-Weg in den gesamten Körper!

Eine Bestrahlung und / oder Chemotherapie gibt ihnen dann den Rest.
Die schulmedizinisch behandelten Patienten sterben oft nicht am Krebs, sondern an der Therapie selbst, da diese ihr Immunsystem zerstört anstatt zu stärken!

Studien, die genau diesen Beweis erbrachten, werden verleugnet und von der Pharmaindustrie lächerlich gemacht. Warum wohl? Weil es der Pharmaindustrie Umsätze in milliardenhöhe beschert!

„Krebs entsteht durch ein nicht richtig funktionierendes Immunsystem. Alles, was ein Krebspatient tun sollte, ist sein Immunsystem wieder richtig aufzubauen. Wie wir uns ernähren und leben, löst den Krebs aus.
Wir müssen unsere Körper behandeln, als würden wir einen Garten pflegen.
Wir müssen ihm große Mengen Wasser, Sonnenlicht, Nahrung und frische Luft

zuführen, sowie eine stressfreie Umgebung. Wenn einer dieser Faktoren fehlt, müssen wir ihn wieder Beschaffen" (2)

Und keine Angst vor Hautkrebs: Sonnenlicht senkt den Blutdruck und die Cholesterinwerte. Es verwandelt Cholesterin in Vitamin D. Es stärkt das Immunsystem und beruhigt die Nerven.

Sonnenlicht ist bei, ich nenne es mal: geistig ermessener gesunder Nutzungsdauer, nicht schädlich! Schädlich wäre, wenn sie sich jeden Tag so verhalten würden, dass sie jeden Abend mit einem Sonnenbrand daniederliegen. Ansonsten ist die Sonne nicht gefährlich und schon gar kein Krebsauslöser.

Wussten sie, dass Hautkrebs übrigens am häufigsten dort vorkommt, wo sich die Patienten stets geschützt hatten? An Rücken, Po und Beinen. Natürlich werden wir durch die Chemische- und die Pharmaindustrie mal wieder verblendet. Giftcocktails namens Sonnenschutzmittel mit Aluminium sollen zu deren Wohl nicht nur als Cremes aufgetragen werden, sondern mittels Zerstäuber (Spray) direkt in Lunge und Gehirn (durch die Siebbeinzellen in der Schädelbasis) gelangen.

Ein gesunder Schutz vor zu viel an Sonnenstrahlung auf der Haut ist Kokosöl. Garantiert ohne chemische Zusätze duftet und pflegt es zudem herrlich.

Auch das permanente Tragen von Sonnenbrillen (für die ganz „Coolen") ist nicht gesund! Das Auge und die Netzhaut brauchen eine bestimmte Menge an direktem Sonnenlicht. Nicht zuletzt um das geistig-spirituelle in uns Lebewesen zu erhalten!

Krebspatienten könnten durch Sonnenlicht, gesunde Nahrung (auch Nährstoffe, die ihnen ganz bewusst verschwiegen werden), Seelenfrieden und alternative Heilkunde ihren Krebs ausheilen. Wenn es nur erlaubt wäre!

Ein bitterböses Beispiel dafür, dass gerade dies nicht erlaubt ist, stellt das Lebenswerk der „Neuen Medizin" von Dr. med. Ryke Geer Hamer dar.

Er sah als Ursache für Krebs, Herzinfarkt, Schlaganfall uns sonstige schwere

Erkrankungen immer einen seelischen Konflikt (seelisches Trauma).

Wurde dieser seelische Konflikt behoben, verschwand die Erkrankung.

Mit seiner Krebstherapie hatte er eine Heilungsrate von 99 %. Sein Patent wurde u.a. vom Staat Israel aufgekauft.

Nun, was macht man mit einem Mediziner, der die Menschheit vom Krebs befreit? Bekommt er einen Orden?

Nein, man entzieht ihm die Approbation, vertreibt ihn außer Landes (BRD) und verklagt ihn wegen „Leugnens der Schulmedizin".

So geschehen in den 80er Jahren!

Und wie sieht es mit der weltweit größten, nämlich der „Amerikanischen Krebshilfe" aus? 1913 vom Rockefeller Imperium gegründet, lag das Hauptziel darin, die Öffentlichkeit zu drängen, beim ersten Krebsverdacht sofort einen Arzt zu konsultieren. In den 30er Jahren verdienten sie sich mit Zigarettenwerbung (!) eine goldene Nase und gaben seither nur 5 % des Jahresumsatzes für die Patientenhilfe aus. Der Rest wurde und wird verschlungen von Personal-, Reise- und Betriebskosten.

1952 warb ein Kreisverband der Krebshilfe Iowa mit 4 möglichen neuen Krebsheilungsmitteln. Der Kreisverband wurde prompt aus der Amerikanischen Krebshilfe ausgeschlossen und musste sich mit folgender Antwort zufriedengeben:

„Die Amerikanische Krebshilfe bildet zatzungsgemäß eine Notfallorganisation, die sich unverzüglich aufzulösen hat, sobald ein Heilmittel gegen Krebs gefunden wird"! (2)

Na, das wäre aber auch zu viel des Guten…

Nicht nur in der Krebsforschung, auch bei Multipler Sklerose stützt sich die Forschung auf unübersichtliche, für den Laien unverständliche Dinge. Ob Antikörper, Interleukine, Rezeptormoleküle oder Inhibitoren.

Für den Patienten nicht durchschaubar, ergibt sich dadurch die

Daseinsberechtigung der Forschung.

Fragen sie doch mal ihren Neurologen, warum bei Multiple Sklerose nicht die Ursachen erforscht werden.

Oder warum es keine strikten Anweisungen für Betroffene gibt, Entzündungsreaktionen im Körper vorzubeugen und somit durch Vermeidung diverser Nahrungsmittel auch Schüben vorzubeugen?

Wenn sie dann doch die Behandlung mit Medikamenten ablehnen, von denen sie nun wissen, dass sie nicht geheilt, sondern immer kranker werden, dann bekommen sie bestimmt keinen neuen Termin bei ihm...

Dies soll natürlich keine Aufforderung dazu sein, ihre derzeitige Therapie sofort zu beenden.

Lassen sie ihrem Körper erst einmal die Zeit, noch umkehrbare Entzündungen auszuheilen und lassen sie sich zum richtigen Zeitpunkt von ihrem Bauchgefühl leiten, welches sich im Laufe der Zeit einstellen wird.

Die Schulmedizinische Behandlung in Akutfällen ist sehr wichtig und richtig. Sowohl der Einsatz von Kortison bei schwersten Schüben, als auch der Einsatz von Antibiotika bei schweren (Bakterien bedingten!) Infektionen können Folgeschäden mindern und den Körper in seiner Heilung unterstützen.

Leider ist der wohlüberlegte und gut dosierte Einsatz von Medikamenten eine immer selten werdende Ausnahme.

Die Schulmedizin hat sich von geldgierigen Industriezweigen kaufen lassen, welche als Lebensmittelhersteller die Menschen vergiften, und dann als Pharmakonzern behauptet diese Folgen rückgängig machen zu wollen.

Aber sie tun es nicht. Sie vergiften die Menschen (und Tiere) immer weiter – und immer dreister!

Der Zweifel an wissenschaftlich nicht haltbaren Theorien (z.B. Dogma Impfungen) wird nicht geduldet, es wird auch nicht davor zurückgeschreckt,

Medizinnobelpreise und andere Auszeichnungen zu verleihen, nur um damit Querdenker mundtot zu machen.

Die heilige Kuh wird somit vergoldet und jeder, der nicht dabei hilft wird verspottet und verliert seine finanzielle Existenzgrundlage.

Wenn ihr Arzt sie mindestens einmal im Jahr zu einer Impfung überreden will, fragen sie ihn doch warum sie sich mit Quecksilber, Formaldehyd und Düngemittel zur Sondermülldeponie abstempeln lassen sollen. Ich glaube da ergibt sich eine sehr interessante Diskussion.
Doch Achtung: Nicht der Arzt ist der Täter. Er ist ebenfalls ein Opfer der Pharmaindustrie.
Es ist geplant, „impfkritischen Ärzten" die Zulassung und damit die Existenzgrundlage zu entziehen!

Bisher nur angedeutet hatte ich das Thema Tierversuche:

Meist wird hier auf Mäuse und Ratten zurückgegriffen. Nicht nur weil sie reichlich auf Mutter Erde vorhanden sind. Der Stoffwechsel dieser kleinen intelligenten Wesen arbeitet um vieles schneller als der des Menschen. Dadurch werden Schäden von Fehlernährung und Auswirkungen von Giftstoffen viel schneller sichtbar als beim Menschen.

Die Bedeutung des Zeitfaktors:
Ernährungsbedingte Zivilisationskrankheiten benötigen bis zum Auftreten von Krankheitserscheinungen beim Menschen etwa 30 Jahre. Bei einer Ratte nur 1 Jahr!
Bei Ratten und Mäusen ist die Möglichkeit gegeben, in relativ kurzen Zeiträumen Krankheitsvorgänge zu beobachten, deren Studium beim Menschen durch lange Zeitdauer erschwert ist.
Unfreiwillig beteiligen sich dennoch Millionen von Menschen dem Massenexperiment der zivilisierten Staaten.

Nämlich als Folge der Auswirkung von künstlich zusammengestellten, nährstoffarmen Kostformen – ohne dass sie eine Ahnung davon haben!

Nicht nur die Schäden an den Versuchstieren, oder den Menschen selbst, auch die Auswirkungen auf die nachfolgenden Generationen sind alarmierend. Die krankhaften Veränderungen werden von Generation zu Generation schlimmer! (1)

Bei Mäusen und Ratten erweist sich für die Forschung günstig, dass die armen Geschöpfe sich weder des Forschungszweckes erwehren können, noch (falls sie überleben) den Verursacher von schweren Qualen und Krankheiten verklagen können.

Aber – und die Frage sei gestattet:

Kann sich der Mensch ernsthaft erwehren und bei Folgeschäden eine (wenn auch nur finanzielle) Wiedergutmachung einklagen?

Wenn sie Proband in einer klinischen Studie sind, so lesen sie sich doch einmal aufmerksam die ausgehändigten Versicherungsbedingungen („Probanden-versicherung für klinische Studie XYZ") durch.

Da gibt es immer einen Absatz namens „Ausschlüsse". Dort sind alle Dinge aufgeführt, bei denen sie vom Pharmaunternehmen keine Wiedergutmachung für entstandene Schäden während der Studiendauer erhalten werden. Teilweise werden in diesen Ausschlüssen auch „Folgen von Impfungen" genannt.

Aber auch sehr abenteuerliche Dinge, wie z.B. Folgen der Nutzung von Flug- und oder Raumfahrzeugen, Folgen durch Extremsportarten sind aufgeführt. Weiterhin: die „Verschlimmerung von <u>vor</u> Studienbeginn bestehenden Krankheiten" oder „Schädigungen, welche nicht unmittelbar mit dem Prüfmedikament in Verbindung gebracht werden können".

Wer kann schon beweisen, dass diverse „Nebenwirkungen" wirklich von diesem Prüfmedikament herstammen?

Niemand – und sie schon gar nicht!

Und wenn sie während einer Studie an Krebs erkranken, dann werden sie sofort aus dieser Studie eliminiert!

Klingt schlimm? Es wird noch besser:

Wussten sie eigentlich, dass sie als Teilnehmer einer klinischen Studie SUBJECT genannt werden? Das bedeutet „Versuchsobjekt" – und sie erhalten dazu sogar noch eine Nummer...

Interessante Wegbegleiter – eigene Ursachenforschung von ehemaligen MS Patienten:

Im Laufe der Jahre durfte ich sie kennenlernen. Die wenigen Menschen, die Begriffen haben, dass nur sie für ihren gesunden Geist und Körper verantwortlich sind. Und dass es gar keine MS gibt!

Medikamente sind dem Körper fremd. Sie verändern die natürliche Biochemie des Körpers um Symptome zu unterdrücken. Nichts anderes wird mit den MS Patienten gemacht. Es werden Symptome unterdrückt.

Heilungsprozesse finden wir nur innerhalb unseres Körpers statt, niemals außerhalb. Symptome wie Husten, Schnupfen, Fieber, Übelkeit, Durchfall und Schmerzen sind Methoden unseres Körpers um körperfremde Stoffe zu beseitigen (siehe Kapitel „Entzündungen"). Symptome zeigen, dass der Körper sein Bestes tut, um sich selbst zu heilen. Mit der Behandlung der Symptome unterdrücken sie die natürliche Reaktion des Körpers und unterbinden den Heilungsprozess. (2)

Jeder Mensch ist ein Einzelstück. Sie können keinen Organismus, keinen Stoffwechsel mit dem eines Anderen vergleichen. Gleiche Symptome bei verschiedenen Menschen können unterschiedliche Ursachen haben. Wichtig ist, dass jeder für sich selbst herausfindet, welche Ursachen das sind, um so wieder gesund zu werden.

Leider muss ich dazu sagen, gibt es zu viele Patienten, die dem Gott in Weiß alles glauben und gar nicht an sich arbeiten wollen. Sie möchten nur ihre

Tablette oder Spritze erhalten und ansonsten im Alltag aber auch gar nichts ändern. Weder die Ernährung, noch – und das ist ein sehr viel anstrengender Teil der Gesundung – die Ursache in seelischen Aspekten suchen.

Ganz sicher haben hin und wieder klinische MS Symptome einen rein psychischen Ursprung. Mit dieser möglichen Ursache sollte sich jeder Patient einmal auseinandergesetzt haben.

Meine Literaturempfehlungen für eine seelische Ursachenfindung sind:
„Die seelischen Ursachen der Krankheiten: Nach den 5 biologischen Naturgesetzen, entdeckt von Dr. med. Mag. theol. Ryke Geerd Hamer" von Björn Eybl; „Was dir deine Krankheit sagen will: Die Sprache der Symptome" von Kurt Tepperwein und „Lieben was ist" von Byron Katie.

Das ist keinesfalls ein leichter Weg, doch mit sich selbst im Reinen zu sein, das ist der wichtigste Schritt auf dem Pfad der Genesung und in ein Leben ohne Immunsuppressiva!

Passend dazu, hier einige Zeilen von Sebastian, einem der Auszog um seine MS hinter sich zu lassen:
„Es gibt noch unzählige gute Literatur um den wahren Grund zu begegnen - empfehlen kann ich hier vor allem Rüdiger Dahlke, z.B. „Krankheit als Sprache der Seele"... Bist du eisenhart zu dir selbst oder Geschehnissen aus der Vergangenheit gegenüber, so werden sich bestimmte Körperteile verhärten.
Akuttherapie: Da ich die völlig unsinnige und gefährliche Cortisontherapie ablehne, habe ich hier folgenden, deutlich besser funktionierenden und von Nebenwirkungen freien Tipp (weiterhin habe ich persönlich gemerkt, dass unter folgenden Maßnahmen die Symptome deutlich rascher zurückgehen):
Im Schub: Entweder s.g. Biocortison im Netz oder über einen Heilpraktiker bestellen oder deutlich billiger selbst mischen... Einfach mehrere Stangen Curcuma, schwarzen Pfeffer und Honig in einen Mixer geben und pürieren. Über die Symbiose aus Curcuma und Pfeffer findet ihr jede Menge im Netz. Davon mehrmals täglich eine Messerspitze einnehmen. Dazu Weihrauch- Kapseln 400mg (2x2 Kapseln täglich). Zu o.g. Biocortison gehört noch Omega 3, was ich

aber eh schon in der Standardmedikation habe.

Grundsätzlich sollte man sich schon mal mit der s.g. Quantenheilung (Quantenphysik...) befassen. Hier gibt es im Internet vielfältige Lektüre. Empfehlen kann ich hier die bei Amazon erhältliche Lektüre „Quantenheilung leicht gemacht" oder auch „Quantenheilung mit der „2- Punkt- Methode- der einfache Weg an dein Ziel".

Sicherlich primär etwas befremdlich, aber man muss nicht daran glauben damit es wirken kann. Es ist belegte Physik. Zum Veranschaulichen was da alles möglich ist empfehle ich mal bei youtube sich das „Das Geheimnis der Quanten- Doppelspaltexperiment" anzusehen. Absolut verblüffend und klingt erstmal nach Zauberei. Ist tatsächlich aber reine Physik, belegt, dank Menschen wie Max Plank, A. Einstein und aktuell Steven Hawking. Kostet nix und daher wird es auch nicht offiziell empfohlen- hier hat die Pharma-Lobby einfach nichts davon...

Jeder Mensch kann sich mithilfe der Lebenskraft (Vis Vitalis) jederzeit, überall und kostenlos mit Energie zum Erreichen seiner Gesundheit oder auch nur vorbeugend versorgen. Denn diese lebenserhaltende Kraft ist immer und überall vorhanden und hat das für uns parat, was letztendlich wichtig ist, um wieder in den eigentlichen Fluss des Lebens zu gelangen.

Auch als „Göttliche Kraft „bezeichnet, hat sie alles was der Mensch braucht. Wir sollten uns bewusst für sie öffnen, um uns mit ihr zu verbinden. Tag für Tag verbrauchen wir Energie - in der Arbeit, im Haushalt, mit der Familie etc.

Betrachten sie ihren Körper wie eine Art Akku, der sich durch das, was sie tun, nach und nach bis zu einem gewissen Grad entleert. Indem wir unserem Körper Nahrung zuführen und ihm Schlaf geben, füllen wir einen Teil der Reserven wieder auf.

Einen weiteren Anteil holen wir uns selbst, jedoch unbewusst, aus dem Energiefeld, das uns umgibt. Das allein reicht noch nicht, schon gar nicht, wenn wir vor großen Herausforderungen im Leben stehen, etwa durch Stress, Krankheit, Krisen oder große Veränderungen. In solchen Situationen brauchen wir mehr von dieser Lebenskraft.

Allein durch Essen und Trinken gelingt es jedoch nicht, die körperlichen

Funktionen und letztlich die Gesundheit aufrecht zu erhalten.

Im Neuen Testament heißt es: Der Mensch lebt nicht vom Brot allein. Dass der Mensch jedoch allein von „Lichtenergie", also ohne feste Nahrung, leben kann, beweisen unzählige belegte Beispiele. Letztendlich muss sich der Mensch zwei Drittel der Lebenskraft aus dem Kosmos, also aus der Natur, holen. Einen Teil davon bekommen wir, wenn wir mindestens 20-30 Minuten täglich in die Natur gehen, so eine Empfehlung von Paramahansa Yogananda (1893-1952), einem der bekanntesten Weisheitslehrer Indiens.

Vergleichen sie ihren Körper mit einem akkuähnlichen Zustand, das heißt, wir entladen uns und wir nehmen wieder Energie auf.

Die Lebenskraft wird fortlaufend durch die Tätigkeit von Muskeln, Herz, Lunge, Zwerchfell etc, durch Stoffwechsel und die chem. Vorgänge im Körper und durch die sensomotorischen Nerven verausgabt. Außerdem wird eine große Menge an Lebensenergie für alle Denk-, Gefühls- und Willensvorgänge gebraucht. Aber auch unsere Worte und überhaupt alles was wir tun, kosten Energie. Angst erschöpft die Lebenskraft und gehört zu den schlimmsten Energieräubern. Allein zur Ruhe kommen, ist hilfreich, aber selbst das ist für viele Menschen heute schwer möglich.

Der große Heiler Paracelsus nannte die Lebenskraft die göttliche Kraft, welche die Ordnung und Harmonie im Körper und im Geist erhält, soweit nicht falsches Denken und damit einhergehende negative Gefühle den inneren Kraftstrom fehlleiten oder gar blockieren.

Menschen die den wahren Sinn des Lebens nicht finden und ihn ausschließlich in materiellen Dingen suchen, haben es in der Regel schwer, auf Dauer gesund zu bleiben. Sie verbrauchen zu viel Lebenskraft.

Wenn wir Ärzte der älteren Generation befragen, so kennen sie die Lebenskraft (Vis Vitalis) noch aus ihrer Studienzeit. Auch in wissenschaftlichen Kreisen wird die Lebenskraft beschrieben. Im fernöstlichen Raum nennt man die Lebenskraftaufnahme auch Heilströmen. Die Lebenskraft ist selbst in der chinesischen Medizin als „Qi" oder „Chi" bekannt, bei den indischen Weisen als Ur-Licht „Prana", in Russland als Bioenergie."

Danke an Sebastian für diese Zeilen und weiterhin alles Gute!

• • •

Ein anderer, ehemaliger Patient hatte erkannt, dass alle seine Symptome seelischen Ursprung hatten, weil er sein ganzes Leben von seiner Familie unterdrückt wurde. Er hat sich durch die „Verhärtung" schützen wollen.

Eine andere Patientin erkannte, dass sie im Alltagsstress und bei einer für sie komplett falschen Arbeitsstelle niemals an sich selbst und ihren Körper dachte. Sie hat sich niemals etwas Ruhe und Erholung gegönnt. Das ein solcher Körper irgendwann aufschreit und die ständig gehetzte Frau am weiteren davonrennen, und somit am Gehen hintern wollte (Lähmung der Beine), war der Schlüssel zur schwierigen, aber richtigen Erkenntnis. Sie arbeitet nun an ihrem kompletten Lebenswandel und ist derzeit krankheitsstabil.

Eine wiederum andere Frau lebte in ihrem bisherigen Leben nur in Ängsten. Angst vor allem lähmte sie irgendwann. Die Ursache lag in tiefster Kindheit und musste jahrelang psychotherapeutisch ausgegraben und befriedet werden.

Ein Anderer, sehr belesener Patient, hat für sich den Vital- und Mineralstoffmangel als Ursache erkannt. Er lässt sich seither mit der VitaminD Hochdosistherapie nach Coimbra (http://coimbraprotokoll.de/) in einer Klinik in München behandeln. Seitdem seine geistige und körperliche Energie zurück.
Eine andere Patientin hat das spirituelle entdeckt und lebt nun im Einklang mit der Natur. So weit es geht lebt sie nun ohne Chemie und ohne die „Krankheit" MS.

Ein wiederum Anderer schwört als Vegetarier auf anti-entzündliche Ernährung, trinkt viel selbstgemixte Smoothies und führt seinem Körper zur Remyelinisierung (wiederaufbau der Nervenfaserummantelung) hochdosiertes Vitamin B12 in Form von Spritzen zu.

Ein Fazit kann ich bei allen ehemaligen Patienten ziehen: Es geht ihnen allen sehr gut. Jedoch war es für alle ein langer und schwerer Weg um die Ursachen für sich selbst zu erkennen und ihr Leben zu verändern. Doch es hat sich gelohnt! Für ein Leben ohne MS. Probieren sie es aus. Sie haben als MS „Patient" nichts mehr zu verlieren – nur noch zu gewinnen.

Viele Anregungen zu einer gesunden Lebensweise haben sie nun gelesen. Sie müssen nicht alles mitnehmen. Was sie für sich als gesund erachten, sei ihnen überlassen. Niemand hat das Recht, ihnen Dinge vorzuschreiben.

Oder etwa doch?

„Was als gesund gilt, entscheidet eine Tochterorganisation der Weltgesundheitsorganisation (WHO) und der Welternährungs-organisation (FAO)"

Diese Organisation, ein Gremium aus ca. 160 Mitgliedern mit Sitz in Rom, wurde 1963 gegründet. Die Kommission nennt sich „Codex Alimentarius" und ist das einzige internationale Forum, welches Wissenschaftler, technische Experten, Regierungs- Regulatoren sowie Konsumenten und Industrieorganisationen zusammenbringt. (3)

Ob Nestlé, Coca-Cola oder Hoffmann-La Roche es fragt sich, ob diese „regierungsunabhängigen Organisationen" tatsächlich frei sind von wirtschaftlichen Interessen sind.

Roche übrigens ist das drittgrößte Pharmaunternehmen weltweit - mit Schwerpunkten im Bereich Onkologie (Krebsbehandlung -> *woher wird der Krebs wohl kommen?*), Virologie und Transplantationsmedizin.
Verschwörungstheoretiker sehen den Codex als Ausdruck einer von mächtigen Weltorganisationen angeordneten Nahrungsmitteldiktatur, die darauf abzielt, den Verbraucher gesundheitlich zu gefährden.

Die Lebensmittelrichtlinien des "Codex Alimentarius" sollten eine Schutzvorschrift für Verbraucher werden. Inzwischen haben die unterschiedlichsten Interessengruppen dieses Vorhaben zu ihren Gunsten verändert. Die

Gesunderhaltung des Bürgers spielt keine Rolle mehr. Machtinteressen und monetäre Interessen bestimmen den Inhalt dieses Papiers. (2)

Zu den Vorwürfen der Codex-Gegner (Verschwörungstheoretiker) gehören u.a.:

- die Codex-Kommission wird Nahrungsergänzungsmittel und Vitaminpräparate als Giftstoffe deklarieren und somit illegal machen
- die Codex-Kommission wird die Bestrahlung von Obst und Gemüse, inklusive aller Sorten aus biologischem Anbau, künftig verpflichtend machen
- die Codex-Kommission wird eine weltweite Behandlung aller Milchkühe mit Monsantos rekombinantem Rinderwachstumshormon (rBST) verpflichtend machen
- die Codex-Kommission wird die Behandlung eines jeden für die Fleischproduktion gezüchteten Tieres auf diesem Planeten mit Wachstumshormonen und Antibiotika verpflichtend machen
- die Codex-Kommission wird die Kennzeichnung von genmodifizierten Lebensmitteln verbieten
- die Codex-Kommission wird Heilkräuter und -pflanzen gänzlich verbieten
- die Codex-Kommission verschleiert ihre Arbeitsweise und die getroffenen Vereinbarungen vor der Öffentlichkeit
- die Codex-Regelungen wollen verhindern, dass die Menschen aus den Fängen der Pharmaindustrie ausbrechen
- die Pharmalobby will über den Codex die Verbreitung von alternativen Naturheilmitteln, zugunsten pharmazeutisch erzeugter Stoffe, möglichst weit einschränken (3)

Aber das sind ja zum Glück nur die Fantasien der Verschwörungstheoretiker... Komisch, dass diese so passend und erschreckend real sind.

„Unsichtbar wird der Wahnsinn,
wenn er genügend große Ausmaße
angenommen hat."

Berthold Brecht

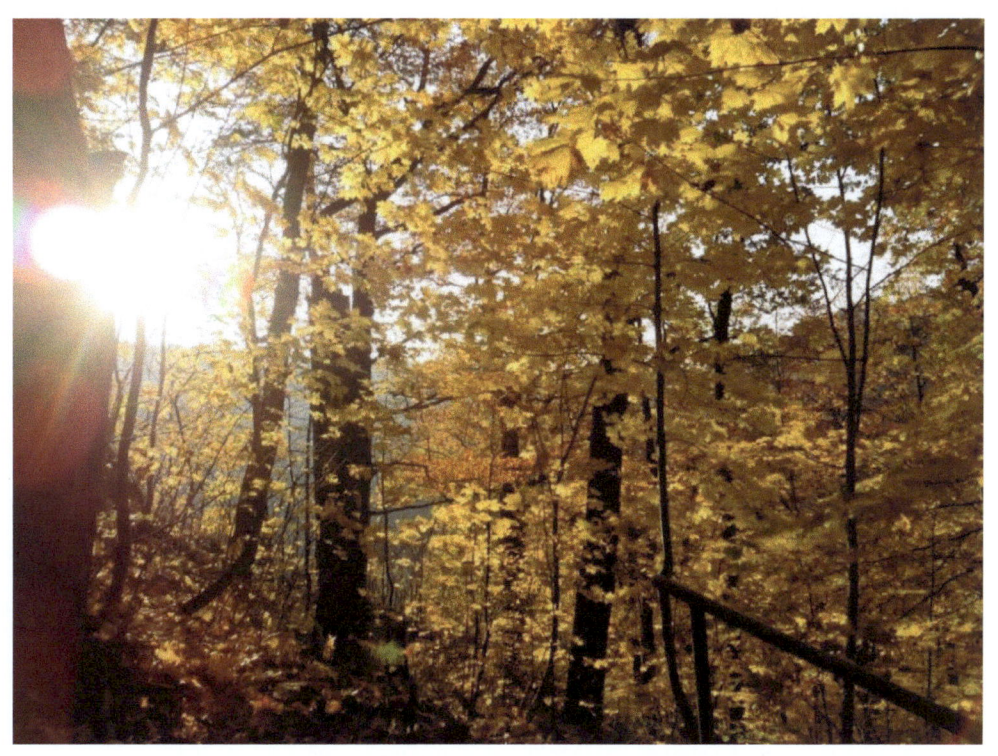

*In diesem Sinne: Halten sie die Augen offen und fangen sie
an ihr eigenes Leben zu leben!*

S - Quellennachweise

oder: Der Abschreiber

Kapitel A (Seite 5)

wikipedia.org (1), ms-life.de (2),ms-gateway.de (3)

themenbasierte Recherche/Abschrift auf Internetseiten vom 06.02.2016

Kapitel B (ab Seite 6)

wikipedia.org (1), neuronations.de (2),ms-diagnose.ch (3)

themenbasierte Recherche/Abschrift auf Internetseiten vom 06.02.2016

Kapitel C (ab Seite 9)

ms-diagnose.ch (1,2)

themenbasierte Recherche/Abschrift auf dieser Internetseite

vom 06.02.2016 (1) und vom 29.08.2016 (2)

https://de.wikipedia.org/wiki/Diagnosekriterien_der_Multiplen_Sklerose#McDonald-

Kriterien_von_2001_und_ihre_Revision_von_2005_und_2010 (3)

Abschrift auf Internetseite vom 5.9.2018

Kapitel D (ab Seite 12)

gesundheitsinformation.de (1), zentrum-der-gesundheit.de (2)

themenbasierte Recherche/Abschrift auf Internetseiten vom 07.02.2016

Kapitel E (ab Seite 15)

wikipedia.org (1,2) - themenbasierte Recherche/Abschrift auf der Internetseite

vom 02.02.2016 (1) und vom 01.04.2018 (2)

Kapitel F (ab Seite 17)

wikipedia.org (1,2), zentrum-der-gesundheit.de (3), t-online.de (4), ms-forum-weihe.de (5)

themenbasierte Recherche / Abschrift auf diesen Internetseiten vom 29.8.2016 (1) und vom 08.02.2016 (2,3,4,5)

www.aerzteblatt.de (6) & www.bfarm.de (7)
themenbasierte Recherche / Abschrift vom 01.04.2018

Kapitel G (ab Seite 22)

wikipedia.org (1), symptomat.de (2), ralf.woelfle.de (3), izgmf.de (4)
themenbasierte Recherche / Abschrift auf Internetseiten vom 7.9.2016

Literatur:

Demyelinisierende Erkrankungen: Neuroimmunologie und Klinik, herausgegeben von Andreas J. Steck, Hans-Peter Hartung, Bernd C. Kieseier (5)
Die Zukunft der Krebsmedizin von Torsten Engelbrecht / Claus Köhnlein / Inez Pandit / Juliane Sacher, naturviva Verlag (6)

Kapitel H (ab Seite 26)

ugb.de (1), wikipedia.org (2), dmsg.de (3), universimed.com (4)
themenbasierte Recherche / Abschrift auf Internetseiten vom 06.02.2016

Kapitel I (ab Seite 28)

wikipedia.org (1), nemos-net.de (2), myelitis.de (3)
themenbasierte Recherche / Abschrift auf Internetseiten vom 12.07.2016

Kapitel J (ab Seite 32)

wikipedia.org (1),   gesundheit.de (2), flexikon.doccheck.com (3)

themenbasierte Recherche / Abschrift auf Internetseiten vom 14.08.2016

Kapitel K (ab Seite 36)

wikipedia.org (1), onmeda.de (2), pharmazeutische-zeitung.de (3), netdoktor.de (7), ema.europa.eu (11), gelbe-liste.de (14), dmsg.de (15)

themenbasierte Recherche / Abschrift auf Internetseiten vom 01.10.2016

akdae.de (4), ms-docblog.de (5), pharmazeutische-zeitung.de (6), arznei-news.de (8), amsel.de (9), flexicon.doccheck.com (10), spiegel.de (12), ema.europa.eu (13)

themenbasierte Recherche / Abschrift auf Internetseiten vom 14.02.2016

onkopedia.com (17), dr-gumbert.de (18), pharmazeutische-zeitung.de (19), pei.de (20)

themenbasierte Recherche / Abschrift auf Internetseiten vom 01.04.2018

apotheke-adhoc.de (21), arznei-news.de (22), amsel.de (23), epochtimes.de (25), focus.de (26)

themenbasierte Recherche / Abschrift auf Internetseiten vom 02.04.2018

Literatur:

AIDS der große Bluff der Schulmedizin, Michael Hoffman, Verlag des Instituts Drachenhaus (16); 18-08-07-rhb-zinbryta-daclizumab.pdf (27), „Meine Therapie mit Ocrevus" – ROCHE Patientenbroschüre 2018 (24)

Kapitel L (Seite 62 bis 73) und N (Seite 100 bis 107)

wikipedia.org (2), zentrum-der-gesundheit.de (4), zentrum-der-gesundheit.de (5),
ralf.woelfle.de (6), aerzte-und-mobilfunk.eu (7), krebsinformationsdienst.de (8)
themenbasierte Recherche / Abschrift auf Internetseiten vom05.02.2016

zentrum-der-gesundheit.de/handy-krebs-gefahr-ia.html (11),
zentrum-der-gesundheit.de/wifi-wlan-krebserregend-ia.html (12)
Abschrift auf Internetseiten vom 5.9.2018

www.wikipedia.org (14), www.focus.de (15),
www.vitaminb12.de/mangel/symptome (17)
themenbasierte Recherche / Abschrift auf diesen Internetseiten vom
11.05.2018

https://www.welt.de/wirtschaft/article181286154/Bayer-Schon-8000-Klagen-
wegen-Glyphosat.html (22) - Abschrift auf Internetseite vom 4.9.2018

Fernsehdokumentation:
Nie wieder Fleisch? Ein Film von Jutta Pinzler, eine Produktion von Heidefilm im Auftrag
des NDR in Zusammenarbeit mit ARTE, gefördert mit Mitteln der nordmedia Film- und
Fernsehgesellschaft, veröffentlicht am 27. März 2012 (21)

Literatur

Die Zukunft der Krebsmedizin von Torsten Engelbrecht / Claus Köhnlein / Inez
Pandit / Juliane Sacher, naturviva Verlag (1)

Johannes Holey: Jetzt reicht's! Wie lange lassen wir uns das noch gefallen? (Bd.
2) Amadeus Verlag (3)

Johannes Holey: Jetzt reicht's! Wie lange lassen wir uns das noch gefallen? (Bd. 1) Amadeus Verlag (9)

Das Gegenteil ist wahr (Bd. 1) von Johannes Jürgenson, Argo Verlag (10)

Annette Sabersky & Jörg Zittlau „Die Qualitätslüge – Einkaufen mit Nebenwirkungen" Knaur Taschenbuch 2009 (13)

BSE Der Rinderwahnsinn und die Vernichtung der Landwirtschaft - Robin de Ruiter, Pro Fide Catholica Verlag 2001 (19)

„Seveso ist überall" Die tödlichen Risiken der Chemie von Egmont R. Koch & Fritz Vahrenholt, Verlag Kiepenheuer & Witsch, 1978 (23)

Protokolle (mit freundlicher Genehmigung) von Dr. J. Mutter, Praxis für Umwelt- und Integrative Medizin, Lohnerhofstr. 2, 78467 Konstanz:
Kurzdarstellung der Ursachentherapie („Klee-Stiftung"); Quecksilberquellen und klinischer Verlauf bei ALS vom 11.01.2017 (16)
Multiple Sklerose durch Schwermetalle: Therapiekonzept 2017 (18)
Amalgam: Eine Risikobewertung unter Berücksichtigung der neuen Literatur bis 2005 (20)

Kapitel M (Seite 74 bis 99)

entgiften-statt-vergiften.com (1), naturheilpraxis-hollmann.de (2), zentrum-der-gesundheit.de (3), netzwerk-frauengesundheit.com (5), schule-bw.de (7), lebensmittellexikon.de (8), selbstheilung-online.de (9), gzl.com (10), senioren-in-baden.de (11), daserste.de (13), heikebohm.com (14), inspiriert-sein.de (15), dr-schnitzer.de (16), ugb.de (17), gesundheit.de (18), wikipedia.org (19), info.kopp-verlag.de (20), special-harninkontinenz.de (21), stern.de (22), bund.net (23), netzfrauen.org (24)

themenbasierte Recherche/Abschrift auf Internetseiten vom 14., 19., und 20. August 2016 http://derwaechter.net Auszug vom 24.10.2016, Thema „Monsanto" mit Quelle der Technischen Universität Berlin (27)

Literatur

Johannes Holey – „Jetzt reichts" – Band 1&2 (4)

Hans Ulrich Grimm – „Tödliche Hamburger" (6) & „Die Suppe lügt" (12)

Helmut Lammer & Marion Lammer – „Schwarze Forschungen - Geheime Versuche unter Ausschluß der Öffentlichkeit" (25)

Torsten Engelbrecht / Claus Köhnlein / Inez Pandit / Juliane Sacher - „Die Zukunft der Krebsmedizin" (26)

Kapitel O (ab Seite 108)

Bilder, Video´s, Interview´sauf:

http://1.bp.blogspot.com/_qUFDMUpk9jE/SxwblTO5pTI/AAAAAAAAbZw/wGE VTqkDN7o/s400/vaccineinfochartabm.jpg (2)

http://www.rki.de/DE/Content/Kommissionen/STIKO/Empfehlungen/Aktuelles/Impfkal ender_Poster_dt.pdf?_blob=publicationFile (5)

https://www.youtube.com/watch?v=BfYFIjXQyuQ (6)

https://www.youtube.com/watch?v=jG8PGErr7fE (6)

https://www.youtube.com/watch?v=M64c6N71WXk (6)

http://www.spektrum.de/news/harald-zur-hausen-multiple-sklerose-durch-fleischkonsum/1420298 (7)

https://www.impfen-nein-danke.de/steiner-impfen/ (13)

https://www.gesundheitsstadt-berlin.de/hpv-impfung-fuer-jungen-ab-jetzt-ist-die-stiko-empfehlung-offiziell-12454/ (14)

https://www.impfen-nein-danke.de/impfstoffe/ekelstoffe/ (15)

Recherche vom 30.08.2018 auf https://www.legitim.ch/ (16)

Literatur

Christian Anders „Der Impfwahnsinn" Impfen – die Lüge des Jahrhunderts, ISBN 978-3-937699-30-1 (1)

Dr. med. G. Buchwald „IMPFEN" – Das Geschäft mit der Angst
ISBN 978-3-89189-178-0 (3)

Das Impfkartell – Die Akte Schweinegrippe, Michael Winckler, Verlag Hohenrain 2009 (4)

Krafeld/Lanka: Impfen und AIDS – der neue Holocaust, Klein-Klein-Verlag (8)

Risikobewertung Amalgam: Antwort auf Halbachs Kommentar, 2006
Leserbrief von Dr. Joachim Mutter (J. Mutter1, J. Naumann1, H. Walach1, 2, 3, Franz Daschner1-1 Institut für Umweltmedizin und Krankenhaushygiene, Universitätsklinik Freiburg 2 Samueli Institute, European Office, Northampton 3 School for Social Sciences, University of Northampton, Großbritannien) (9)

Harris L. Coulter – Impfungen, der Großangriff auf Gehirn und Seele, Hirthammer 2004 (10)

Krebs und alle sog. Krankheiten - Kurze Einführung in die Germanische Neue Medizin von Dr. med. Ryke Geerd Hamer (11)

Der Masern-Betrug von Widmer, Lanka, Brix; klein-klein-verlag; ISBN3-937342-16-8 (12)

Kapitel P (ab Seite 121)

statistica.com (1), hiv-symptome.de (2)

themenbasierte Recherche / Abschrift auf Internetseiten vom08.10.2016

Literatur

„Wir fressen uns zu Tode" Das revolutionäre Konzept einer russischen Ärztin für ein langes Leben bei optimaler Gesundheit, Goldmann Taschenbuch (3)

„AIDS" der große Bluff der Schulmedizin, Michael Hoffman, Verlag des Instituts Drachenhaus (4)

Kapitel Q (ab Seite 127)

entgiften-statt-vergiften.com (1), zentrum-der-gesundheit.de (2)
themenbasierte Recherche/Abschrift auf Internetseiten vom 21.08.2016

https://www.zentrum-der-gesundheit.de/transfettsaeuren.html (3)

https://www.evidero.de/lebensmittel-gegen-entzuendungen (4)

https://www.runtastic.com/blog/de/entzuendungshemmende-ernaehrung-diese-top-6-lebensmittel-koennen-helfen/ (5)
Abschrift auf Internetseiten vom 5.9.2018

Kapitel R (ab Seite 137)

info.kopp-verlag.de (3) - Abschrift auf Internetseite vom 21.08.2016

Literatur

Dr. med. Bruker – „Unsere Nahrung, unser Schicksal" EMU Verlag (1)

Dr. Leonard Coldwell „Instinktbasierte Medizin – Wie Sie Ihre Krankheit und Ihren Arzt überleben" Jim Humble Verlag (2)

Herstellung und Verlag:
BoD- Books on Demand, Norderstedt
ISBN: 978-3-7481-0976-1

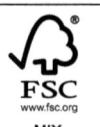